図解即戦力 豊富な図解と丁寧な解説で、知識0でもわかりやすい！

医薬品業界の

しくみとビジネスが
しっかりわかる
これ1冊で 教科書

松宮和成
Kazunari Matsumiya

技術評論社

ご注意：ご購入・ご利用の前に必ずお読みください

■免責

本書に記載された内容は、情報の提供のみを目的としています。したがって、本書を用いた運用は、必ずお客様自身の責任と判断によって行ってください。これらの情報の運用の結果について、技術評論社および著者または監修者は、いかなる責任も負いません。

また、本書に記載された情報は、特に断りのない限り、2021年5月10日現在での情報を元にしています。情報は予告なく変更される場合があります。

以上の注意事項をご承諾いただいた上で、本書をご利用願います。これらの注意事項をお読み頂かずにお問い合わせ頂いても、技術評論社および著者または監修者は対処しかねます。あらかじめご承知おきください。

■商標、登録商標について

本書中に記載されている会社名、団体名、製品名、サービス名などは、それぞれの会社・団体の商標、登録商標、商品名です。なお、本文中に™マーク、®マークは明記しておりません。

はじめに

　皆さんが病気になったときに使用する医薬品。色や形、投与方法もさまざまな医薬品は10年ともいわれる長い検証期間を経て開発され、ようやく皆さんの手元に届きます。図らずも新型コロナウイルス感染症の流行により多くの人が知ることになったように、開発、流通、使用に至るまで、安全に適正に使用してもらうためのさまざまなルールと手続きが定められています。

　本書ではそうした医薬品ビジネスの前提となるさまざまな法律やルール、医薬品開発の流れを紹介するとともに、新薬開発や、適正使用の促進のために活躍する多様な医療職や業界特有の専門職の役割についても紹介しています。また、新たな治療法として医薬品と同じような役割が期待されている「デジタル療法」など、新たな潮流も解説しました。医薬品開発におけるICTやAIの活用も進み、創薬手法も大きく変化してきています。

　新型コロナウイルスの流行により、私たちの生活は一変し、誰もがポストコロナ時代の到来を心より願っています。そうした世界を変える一剤を生み出すことができるのが医薬品業界の何よりの魅力であり、可能性でしょう。一方で、ビジネスでは、新型コロナワクチンの開発に代表される新たな創薬手法の登場により、大手事業者も安穏とはしていられない時代が到来しています。また、ICTを用いたデジタル療法の展開は「薬で治療」の常識を変えていくかもしれません。そうした大きな岐路にある医薬品業界の変動の一端を感じていただけるよう構成しました。

　本書が医薬品についての関心をより高め、業界の仕事に挑戦していただく、または医薬品を適正に使用していただく、さらには日本をはじめ各国で大きなテーマになっている医薬品の使用と社会制度の負担のあり方について一家言持ってご議論いただく、そうした一助になれば幸いです。

松宮和成

CONTENTS

はじめに ……………………………………………………………………………… 3

Chapter 1
医薬品業界の現状

01 世界の医薬品市場
拡大し続ける130兆円市場 ………………………………………… 12

02 日本の医薬品市場
世界3位も国内市場は伸び止まり ………………………………… 14

03 製薬ビジネスの事業構造
研究開発型のハイリスク・ハイリターン事業 ……………………… 16

04 ブロックバスターの不在
求められる新たな成長戦略 ………………………………………… 18

05 創薬手法の大変革
医薬品市場を席捲するバイオ医薬品 ……………………………… 20

06 事業の選択と集中へ
世界規模で進む業界再編 …………………………………………… 22

07 拡大が続く後発医薬品市場
後発医薬品への対応が急務の先発医薬品メーカー …………… 24

08 新型コロナウイルスの流行①
異例となる早期のワクチン開発 医薬品業界へのインパクト …… 26

09 新型コロナウイルスの流行②
ワクチン・治療薬の開発 日本の製薬会社の出遅れの背景 …… 28

10 医療費抑制政策
国内医薬品メーカーへの医療費抑制政策の影響 ……………… 30

11 日本の製薬会社
生き残りをかけて海外市場へ進出 ………………………………… 32

COLUMN 1
医薬品のナショナルセキュリティ ………………………………………… 34

Chapter 2
国内外の大手製薬会社の歴史と動向

01 世界一のバイオ医薬品の製薬会社
治療薬と診断薬で個別化医療を開拓 ロシュの躍進 …………… 36

004

02 世界のメガファーマの代表
事業拡張から「選択と集中」へ ファイザーのさらなる成長 ……… 38

03 新しい技術で市場に挑むベンチャー
新型コロナワクチンで存在感を示す創薬ベンチャーの実力 ……… 40

04 国内の製薬関連事業の見取り図
医療用医薬品と一般用医薬品を扱う国内メーカー ………………… 42

05 国内最大手のメガファーマ
欧州大手製薬会社を買収 武田薬品工業の戦略 …………………… 44

06 中堅企業から世界的な製薬会社へ成長
1剤で市場を変える新薬の開発力 大塚ホールディングスと小野薬品工業 … 46

07 バイオ医薬品への特化で成長
外資傘下でも独自経営を維持 中外製薬の戦略 …………………… 48

08 積極的な海外進出に活路を見出す
海外企業に対抗する営業網を強化するアステラス製薬の戦略 …… 50

09 アルツハイマー型認知症の新薬に挑む
認知症治療薬開発のフロントランナー エーザイの戦略 ………… 52

10 領域特化による成長戦略
漢方薬メーカーと眼科薬メーカー ………………………………… 54

11 急成長と来るべき停滞の打開策
後発医薬品（ジェネリック）メーカー …………………………… 56

COLUMN 2
ワクチン78億人接種のインパクトと適正な医薬品価格 ……………… 58

Chapter 3
医薬品業界の組織と仕事

01 医薬品ビジネスの構造
医薬品にかかわるさまざまなプレイヤー ………………………… 60

02 製薬会社の組織と職種①
製薬会社の基本的な組織体制 ……………………………………… 62

03 製薬会社の組織と職種②
研究開発部門の仕事と創薬ベンチャーの活用 …………………… 64

04 医薬情報担当者（MR）の仕事①
医薬品の適正使用の情報を伝えるスペシャリストのMR ……… 66

05 医薬情報担当者（MR）の仕事②
製薬会社の最初の仕事はMRからが原則 ………………………… 68

06 医薬情報担当者（MR）の仕事③
MRに求められる専門性と地域医療への貢献 …………………… 70

07 製品販売戦略の担当者
プロダクトマネージャー（PM）の仕事 ………………………… 72

005

08 医薬品開発や治験の方向性を医療関係者と探る
メディカル・サイエンス・リエゾン（MSL）の仕事 ················· 74

09 医薬品の医薬情報の質を担保する
学術情報部門の仕事 ············· 76

10 厳格化する製薬会社の医療情報提供のルール
業界ルールから国のガイドラインへ ················· 78

11 医薬品卸業①
医薬品の流通を支える医薬品卸業 ················· 80

12 医薬品卸業②
医薬品卸業の販売担当者（MS）················· 82

> **COLUMN 3**

withコロナ、postコロナ時代のMR活路は原点に ························· 84

Chapter 4

医薬品業界の法律と規制

01 医薬品業界の法律と規制
開発、製造、流通、使用のすべてのプロセスに規制あり ··········· 86

02 医薬品の規制と振興を担う省庁と諸機関
薬事行政の中核省庁である厚生労働省 ················· 88

03 医薬品の承認から販売までを規制する法律
医薬品ビジネスの根拠法である薬機法 ················· 90

04 医薬品の開発・製造販売における基準
厳しい基準をクリアして医薬品の有効性と安全性を確保 ··········· 92

05 販売開始後も続く医薬品の検証
医薬品発売後の情報収集と報告の義務 ················· 94

06 国により異なる医薬品の承認・輸出入のルール
グローバル化の進展に応じた国際標準化の推進 ················· 96

07 添付文書などによる安全性情報の発信
薬害を防ぐための安全性情報の収集・提供システム ··············· 98

08 薬価を決めるしくみと手続き
厚生労働省が原案を作成して検討が進められる薬価 ··············· 100

09 審査や承認のプロセスの規制緩和
優先審査・優先相談により新薬を迅速に市場投入 ···················· 102

10 創薬大国の実現へ
国際競争力向上へ 医薬品産業の支援策 ················· 104

> **COLUMN 4**

特例ルールを適用 新型コロナで迅速承認 ························· 106

006

Chapter 5

新薬開発の流れ

01 新薬開発1剤15年1千億円超も
医薬品承認・販売に至る長く険しい道 …………………………… 108

02 新薬開発のプロセス① 基礎研究
発見、生成、スクリーニングにより薬剤としての可能性を探求 …… 110

03 新薬開発のプロセス② 非臨床試験
臨床試験の前に安全性を確認する 細胞や動物に対する検査 …… 112

04 新薬開発のプロセス③ 臨床試験（治験）
新薬開発の最終段階であるヒトを対象とした試験 ………………… 114

05 新薬開発のプロセス④ 承認審査
有効性や安全性の審査と薬価決定を経て販売開始へ …………… 116

06 ワクチンも医薬品の一種
大規模治験の大きな壁があるワクチン開発 …………………… 118

07 医薬品の有効性と安全性の確認の柱
治験業務をサポートする外部の専門事業者 …………………… 120

08 新薬と同じ有効成分の薬剤を低価格で提供
ジェネリック医薬品（後発医薬品）…………………………… 122

09 医薬品の価格のほとんどは知的財産権
医薬品にかかわる4つの特許 …………………………………… 124

10 アプリでの治療による薬の新しいカタチ①
医療用アプリの承認のガイドラインを新設 …………………… 126

11 アプリでの治療による薬の新しいカタチ②
医療用アプリによる治療法の変革 ……………………………… 128

COLUMN 5
申請書類の束は数千枚も！ 膨大なデータで確認する有効性と安全性 ……130

Chapter 6

医薬品の処方と適正使用

01 医薬品の選ばれ方①
治療薬選択の基本概念である科学的根拠に基づく医療（EBM）……… 132

02 医薬品の選ばれ方②
効果に影響する医薬品のさまざまな剤形 ……………………… 134

03 医薬品の選ばれ方③
効果と副作用のバランスによる医薬品の選択 ………………… 136

04 医薬品の選ばれ方④
医師が処方する"薬"と"市販薬"の違い ……………………… 138

007

05 医薬品と薬剤師の役割①
薬剤師の専門性と調剤業務の流れ ……………………………………… 140

06 医薬品と薬剤師の役割②
医薬品の相互作用の確認と対応 ………………………………………… 142

07 医薬品と薬剤師の役割③
医薬品を適切に飲んでもらうための薬剤師による服薬指導 …… 144

08 医薬品と薬剤師の役割④
薬剤師による在宅患者への訪問支援 ………………………………… 146

09 医薬品と薬剤師の役割⑤
オンライン診療・服薬指導で市場拡大を目指す ………………… 148

10 医薬品と薬剤師の役割⑥
健康を広くサポートする「かかりつけ」の機能 ………………… 150

> **COLUMN 6**

患者同士の情報交換が闘病の糧に Patients like me に見るピアケア …… 152

Chapter 7

調剤薬局とドラッグストアの行く末

01 薬局とは
保険薬局、調剤薬局、ドラッグストアの違い ……………………… 154

02 調剤薬局の店舗数の増大
医薬分業の推進で6万か所にのぼる薬局数 ………………………… 156

03 調剤薬局の収益基盤
調剤報酬の薬剤料と技術料 ……………………………………………… 158

04 規制緩和による一般用（OTC）医薬品市場の拡大
セルフメディケーションを支援 ……………………………………… 160

05 厳しさを増す門前薬局の事業環境
病院前に立ち並ぶ薬局の損益率の低下 ……………………………… 162

06 求められる調剤薬局業務の変革
対物業務から対人業務へ 調剤薬局が果たす役割 ………………… 164

07 大手調剤薬局チェーンにおける不正請求
薬局を巡る不正事件の背景 ……………………………………………… 166

08 拡大を続けるドラッグストア
ドラッグストアチェーンと中小事業者の事業環境 ……………… 168

09 新型コロナウイルスの調剤薬局事業への影響
受診控えも単価上昇により問われるオンライン対応 …………… 170

10 今後求められる薬局像
医薬品を軸とした地域の健康ステーションに ……………………… 172

> **COLUMN 7**

薬剤師業務にもAIの波 …………………………………………………… 174

008

Chapter 8

ビジネスの前提となる社会保障システム

01 医療費と負担額
社会保障制度で賄われる医療費 ……………………………………… 176

02 医療費を抑えるさまざまな負担軽減策
医療費全体の1割にとどまる自己負担分の割合 ………………… 178

03 少子高齢化による社会保障制度の危機
給付と負担のバランスをとる医療費抑制政策 …………………… 180

04 医療費に占める薬剤費の現状
マイナス改定が続くなかでも薬剤費は約1.5倍の伸び率 ………… 182

05 薬価を定める診療報酬改定
市場実勢価格に合わせて薬価引き下げを検討 …………………… 184

06 高額薬価の引き下げ
薬価設定の背景と適切な薬価の追求 ……………………………… 186

07 かかりつけ薬剤師の制度化
飲み残しや多剤併用をなくし患者の服用を適正化 ……………… 188

08 医療薬剤費の抑制策
後発医薬品（ジェネリック医薬品）の利用の推進 ……………… 190

COLUMN 8

誰がために薬はある？ 新型コロナワクチンを巡る狂騒 …………… 192

Chapter 9

革新的新薬開発に向けてのトレンド

01 治療法を一変させる革新的新薬開発
ゲノム創薬や個別化医療へ向かう医薬品開発の潮流 …………… 194

02 有効な治療法がない領域での新薬開発
アンメット・メディカル・ニーズ ………………………………… 196

03 革新的新薬を目指す治療領域 がん領域①
分子標的薬とDDSで患部に届ける手法 ………………………… 198

04 革新的新薬を目指す治療領域 がん領域②
免疫チェックポイント阻害剤 ……………………………………… 200

05 革新的新薬を目指す治療領域 認知症領域
認知症治療薬開発の難しさ ………………………………………… 202

06 既存の医薬品を別の疾患に応用
ドラッグ・リポジショニングによる治療薬開発 ………………… 204

07 iPS細胞によるパラダイム変換
患者自身の細胞で行う薬剤スクリーニング ……………………… 206

009

08 医薬品開発のターゲットは遺伝子まで
個別化医療を実現するゲノム創薬 …………………………………… 208

09 膨大なデータをデジタルマッチング
AIを用いた創薬の時代へ ……………………………………………… 210

10 患者への負担を少なく正確にする医薬品開発
体外診断薬（検査薬）の開発 …………………………………………… 212

COLUMN 9

臨床の気づきから生まれたパーキンソン病治療薬のゾニサミド …… 214

Chapter **10**
医薬品業界の将来像

01 問診アプリが切りひらく未来図
オンラインで問診が行えるアプリがコロナ禍で急成長 ………… 216

02 医薬品と健康食品の垣根の消失
健康志向の高まりによるライフスタイル・ドラッグの伸張 …… 218

03 中国医薬品市場の変化
関税引き下げや医薬品需要の向上で海外企業の参入が進む中国市場 … 220

04 製薬会社の今後の方向性
グローバル競争に打ち勝つための国内製薬会社の事業変革 …… 222

05 ビッグデータとリアルワールドデータの活用
個別化医療や予防医療の進展 …………………………………………… 224

06 ヘルステック（健康×IT）の力量
GAFAが医療健康領域に次々に参入 ……………………………… 226

07 研究者の挑戦を新薬につなげる取り組み
クラウドファンディングによる医薬品開発 ……………………… 228

08 単一病院から地域包括ケア医療へ
変化が求められる製薬会社のアプローチ ………………………… 230

09 製薬業から健康支援業へ
生き残りをかけた業態変化 …………………………………………… 232

COLUMN 10

薬のカタチにこだわらず総合的な健康支援を目指す ………………… 234

企業名索引 ……………………………………………………………… 235

用語索引 ………………………………………………………………… 236

第1章

医薬品業界の現状

世界の医薬品市場は約130兆円の巨大市場です。新興国を中心に今後の市場拡大が予測される成長産業であり、メガファーマをはじめとするさまざまな事業者がしのぎを削る業界です。世界規模の事業再編が進むなか、AIやICTの技術を用いた新たな「治療」の概念も登場し、生き残りをかけた競争はさらに激しさを増しています。

Chapter1
01

世界の医薬品市場

拡大し続ける130兆円市場

世界の医薬品市場の売上高は、2019年に1兆2,504億ドル（約131兆円）となりました。今後も中国をはじめとする新興国や米国を中心に年3〜6％の成長が見込まれる成長産業となっています。

医薬品の世界市場は新興国を中心に拡大

　病気になったときに欠かせない医薬品。世界の医薬品の売上高は2019年に約131兆円にのぼり、巨大な市場です。日本企業で最も売上高が大きい、世界一の自動車メーカーであるトヨタ自動車でも、年間の売上高が約30兆円であることを考えれば、その市場の大きさを理解してもらえるでしょう。

　米国の調査会社であるIQVIAの2020年版の市場予測レポートでは、世界の医薬品市場はこの5年間平均3％増、今後も年3〜6％の成長率で市場が拡大し、2024年には160兆円を超えると予測されています。地域別に見ると、従来、市場をけん引してきた最大の市場である米国の伸びが鈍化しているものの、中国やインドをはじめとする新興国市場が拡大し、市場は堅調な拡大が続くことが見込まれています。

競争の激化で成長の転換期に

　順調な成長を遂げているように見える医薬品市場ですが、実際には近年、海外の大手製薬会社を中心に事業構造の大きな変革が進んできました。製薬会社の利益構造は、開発した医薬品の特許による独占販売で成り立っています。しかし、これまで事業の基盤となっていた売上規模の大きい医薬品の特許切れが、2010年前後に相次ぎました。また、中国やインドをはじめとした新興国が研究開発力を高め、新薬開発に乗り出してきたこともあり、世界の医薬品市場の競争は激化しています。

　さらに、バイオテクノロジーを活用した新たな創薬手法の登場、新薬開発費の高騰などの背景もあり、製薬会社は事業の存続と成長を確保するため、M&Aによる経営統合や、成長の著しい新興

新興国市場
中国やインド、ブラジルなどの国々で医療インフラの整備が進んだことにより、医薬品の使用が拡大し、世界的な市場拡大が進んでいる。

2010年前後
1980〜90年代に開発された生活習慣病などの大型新薬の特許切れが集中したことから、医薬品業界では「2010年問題」といわれた。

012

▶ 医薬品の市場規模の推移

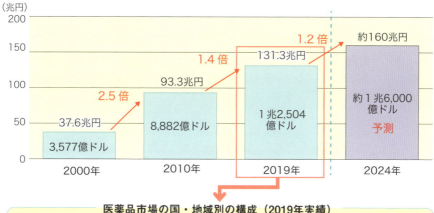

▶ ビジネスモデル転換の必要性

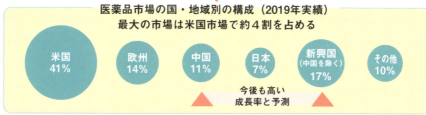

国市場への進出、新薬候補となるシーズを確保するためのベンチャー企業との連携などの打開策がとられています。

　より優れた治療法を求める患者のニーズに応えるため、また激しい国際競争のなかで事業の成長を実現するため、世界各国の製薬会社が現在も新薬の研究と開発にしのぎを削っています。

シーズ
新薬開発のもととなる物質や技術のこと。新薬開発の成功率は非常に低く、製薬会社は多くの有望なシーズを確保しておく必要がある。

Chapter1
02

日本の医薬品市場

世界３位も国内市場は伸び止まり

世界の医薬品市場は拡大が続くものの、日本の医薬品市場については今後の低迷が予測されています。日本の製薬会社は厳しい市況のなか、生き残りの方策を探っています。

マイナス成長の日本市場とその背景

　世界の医薬品市場が拡大する一方で、日本市場は低成長の傾向を強めています。かつては北米市場に次ぐ世界第２位の市場規模でしたが、2013年に急成長する中国市場に追い越され、第３位の市場規模となりました。2014年から19年にかけての５年間は、先進国と新興国を含む主要な14か国の市場で、唯一のマイナスとなる0.2％※だったとされています。この傾向は今後も続くと予測され、2020〜24年の日本市場の成長率はマイナス３〜０％と低迷する見通しです。

　日本の医薬品市場の縮小が予測される背景には、少子高齢化や経済的な低成長にともなう国の医療費抑制政策、とくに公定薬価の引き下げが２年ごとに行われてきたこと、特許の切れた先発医薬品（新薬）から他社が安価に販売する後発医薬品への切り替えなどが指摘されています。

海外市場への進出に活路

　国内市場は厳しい状況にありますが、日本の製薬会社は手をこまねいているわけではありません。新薬創出は高い研究基盤と開発力が必要とされるため、それを実現できる国は世界でも数か国しか存在しません。日本は、米国、スイスに次いで世界第３位の開発品目数を誇る、世界の医薬品市場の一翼を担う新薬創出国です。近年は国内大手製薬会社を中心にグローバル展開が加速し、海外販売比率は60％を超えるまでに伸長してきています。

　とはいえ、欧米のメガファーマと呼ばれる米国のファイザー、スイスのロシュ、英国のグラクソ・スミス・クラインなどに比べると、売上規模とそれをベースとした研究開発資金で見劣りする

※米国の調査会社であるIQVIAの2020年版の市場予測レポートより

医療費抑制政策
日本では医療の必要度が高い高齢人口の増加や医療技術の高度化による医療費の増大が大きな課題となっており、医療費の抑制が国の施策の主要テーマになっている。

公定薬価
日本の医薬品市場の約９割は医療保険適用となる医療用医薬品である。その価格は公定価格となっている。

後発医薬品
新薬の特許切れにともない、他社が同じ成分で販売できるようになった医薬品のこと。その際の公定薬価は新薬の半額未満に設定される。ジェネリック医薬品とも呼ばれる。

014

▶ 世界の医薬品市場の規模と5年間の成長率

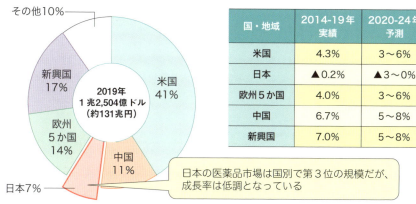

出典：Copyright© 2020 IQVIA. All rights reserved. Global Medicine Spending and Usage Trends OUTLOOK TO 2024. Exhibit 4: Global Medicine Net Market Size and Growth 2009?2024より作成

▶ 日本市場の成長鈍化の背景

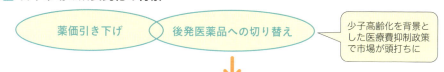

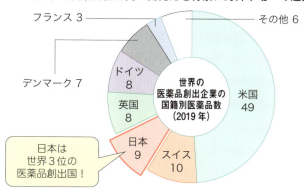

出典：澁口朋之「世界売上高上位医薬品の創出企業の国籍−2019年の動向−」、政策研ニュース（2020年11月; 61: 48-52）、Copyright© 2020 IQVIA. IQVIA World Review Analyst 2019, IQVIA Pipeline & New Product Intelligence, Evaluate Pharma, Clarivate AnalyticsCortellis Competitive Intelligenceをもとに医薬産業政策研究所にて作成

面が否めませんでした。しかし、2018年に武田薬品工業がアイスランドの製薬大手のシャイアーを買収して世界トップ10入りをするなど、売上規模の面でもグローバルに挑戦できる体制を整えてきています。

Chapter1
03

製薬ビジネスの事業構造

研究開発型の
ハイリスク・ハイリターン事業

製薬ビジネスは、将来的な新薬の創出を目指し、研究開発に挑む事業です。1剤でもヒット製品を生み出せば、大きな利益が期待できますが、簡単ではありません。

製造業でトップの新薬研究開発費

　総務省の2019年度科学技術研究調査報告では、医薬品製造業の売上高に占める研究開発費の割合は10.1%。全産業平均の3.4%の約3倍となる、製造業のなかで最も高い数値です。また、研究開発費の占める割合が高いほど売上高が増加することも示されており、国内の製薬会社大手10社では売上高の約2割、17.3%（日本製薬工業協会調べ）を研究開発費が占めています。

1剤で売上約2兆円にものぼる新薬の誕生

　こうした日々の研究の成果が新薬です。製薬ビジネスにおいて、これほどの研究開発費をかける価値があるのかと問われると、「ある」といえます。2019年、世界で最も多く販売された医薬品は、米国のアッヴィの関節リウマチ治療薬であるヒュミラです。その売上高はなんと約2兆円。1剤で疾患に苦しむ多くの患者の治療を助け、巨大な利益を生む可能性があるのが製薬ビジネスの特徴であり、醍醐味といえます。

　しかし、新薬の創出、さらに世界で巨大な売上を記録するブロックバスターと呼ばれる新薬を生み出すことは簡単ではありません。新薬開発には、10年超にも及ぶ期間と、1剤1千億円超ともいわれる費用がかかります。さらに、世界各国の製薬会社間で新薬開発競争が繰り広げられるなか、いち早く有望な市場と新薬候補を見出し、製品化しなければなりません。

　医療関連の事業というと堅実なビジネスが思い浮かびますが、こと製薬事業については、医薬品という高付加価値の製品を中心とするハイリスク・ハイリターンの事業体でもあるのです。

日本製薬工業協会
医療用医薬品の新薬を開発する研究開発志向型の製薬会社74社（2021年4月1日現在）が加盟する業界団体。国内で活動する主要な製薬会社が加盟している。

ヒュミラ
2002年にヒト型抗ヒトTNFαモノクローナル抗体製剤と呼ばれる遺伝子組み換え技術を用い、創出された画期的な新薬。世界100か国以上の100万人の患者に投与されている。2週に1回投与、1本（40mg）約6万円と非常に高額。

ブロックバスター
世界で巨大な売上を上げる新薬のこと。明確な定義はないが、一般的に年間10億ドル（約1千億円）以上の売上を上げる製品を指す。

016

▶ 産業別の研究開発費の対売上比率

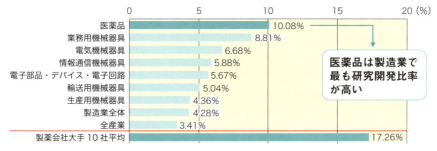

出典：総務省「2019年度科学技術研究調査報告」より上位の産業を抜粋。製薬会社大手10社平均は日本製薬工業協会調べ

▶ 新薬を次々と開発するサイクルが収益の基盤となる

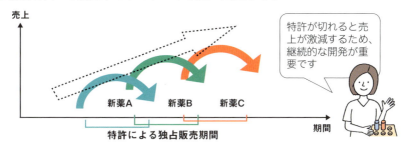

▶ 製薬会社の売上高と収支構造の例（アッヴィ、2019年）

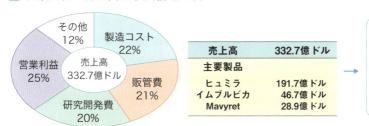

・ブロックバスターが売上の過半を占める
・営業利益率が高い
・研究開発費の割合が高い

出典：「AbbVie Reports Full-Year and Fourth-Quarter 2019 Financial Results」より作成

🔵 高い収益を将来の備えに

　製薬ビジネスの成功の鍵は研究開発にあります。一度ヒット製品となった新薬でも、製造販売にかかる<u>特許</u>が切れると収益は急落します。そのため、<mark>事業の継続性においては一定期間ごとに新薬を創出し続ける事業サイクルを構築すること</mark>が重要です。2019年度の製薬会社32社の売上利益率は10.6％と高収益な産業であることが知られていますが、この収益は将来にわたり継続して優れた医薬品を創出するための再投資に回されています。

特許
医薬品には開発会社による特許が認められている。この特許により、一定期間、独占的に製造販売が可能となり、開発会社の利益が保護される。

Chapter1 04

ブロックバスターの不在

求められる新たな成長戦略

製薬会社はブロックバスターと呼ばれる超大型新薬を軸に成長を遂げてきました。現在、そうした大型新薬の特許切れと新たな創薬手法の登場を機に、ビジネスモデルの転換が求められています。

創薬のターゲット領域はがん、中枢神経、難病へ

これまで、製薬会社各社は生活習慣病領域（高血圧、高脂血症など）における新薬創出により成長してきました。患者数が多く、医薬品による治療ニーズも高く、多くの世界的なヒット製品が誕生し、莫大な売上を上げています。

しかし、そうした大型新薬が2010年頃から特許切れを迎え、生活習慣病領域でのブロックバスター創出を目指すビジネスモデルからの転換が進んでいます。現在、創薬のターゲットは、生活習慣病領域から、がんや、治療薬が存在せず開発が希求されている中枢神経疾患、希少疾患、難病などのアンメット・メディカル・ニーズと呼ばれる領域へと移行してきています。

背景には、生活習慣病領域の新薬開発が一定程度進み、治療薬が整備されてきていること、またバイオテクノロジーを用いた新たな創薬手法が登場し、これまで治療薬が開発できていなかった疾患や、同じ疾患でも患者により差異がある個別の病因にターゲットを絞った医薬品を開発できるようになったことがあります。

新たな創薬手法を用いた新薬開発

こうした製薬会社の創薬ターゲットの転換を反映し、世界市場の売上上位品目も、2000年前後の高血圧や高脂血症の治療薬から、がん領域などの高度な開発技術を要する領域に変わっています。

IQVIAの2019年の世界医薬品市場統計によると、疾患領域別の売上でも、「がん領域」が約15兆円で最も多く、次いで「糖尿病」が約11兆円、「自己免疫疾患」が約6.7兆円でした。売上上位100品目でも、がん治療薬を中心とする「抗腫瘍剤および免疫調節剤」（26品目）がトップです。

中枢神経疾患

脳や脊髄などの脳神経系の疾患群。認知症やパーキンソン病、多発性硬化症、統合失調症やうつ病などの精神神経疾患が代表的である。

希少疾患

患者数が極めて少ない疾患群のこと。日本では全国の患者数が5万人未満の疾患を指す。従来は売上が見込めず、研究開発が進まない領域であったが、各国で特別に高い薬価の算定を認められるようになり、創薬のターゲットとなっている。

アンメット・メディカル・ニーズ

いまだに治療法が見つかっていない疾患に対する医療ニーズのこと。製薬業界では医薬品への高いニーズがある領域として創薬のターゲットとされる。

018

▶ 創薬ターゲットの領域の変化とビジネスモデルの転換

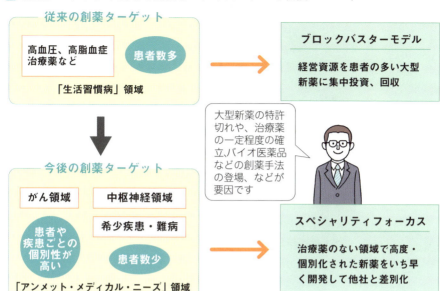

▶ 世界の医薬品売上トップ10は様変わりしている

2000年
1. 消化性潰瘍治療薬
2. 高脂血症治療薬
3. 高脂血症治療薬
4. 降圧薬
5. 高脂血症治療薬
6. 抗アレルギー薬
7. 消化性潰瘍治療薬
8. 腎性貧血治療薬
9. 消炎鎮痛薬
10. 抗うつ薬

2019年
1. 抗リウマチ薬
2. がん免疫療法薬
3. 抗がん剤
4. 抗凝固薬
5. がん免疫療法薬
6. 抗がん剤
7. 抗がん剤
8. 乾癬治療薬
9. 抗がん剤
10. ワクチン

2000年の高脂血症治療薬や降圧薬などの生活習慣病を中心とした領域から、2019年はがん領域が中心に変化しています

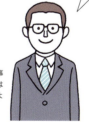

出典：2000年データはセジデム・ストラテジックデータ ユート・ブレーン事業部「2000年医薬品世界売上ベスト31」、2019年データはCopyright© 2020 IQVIA. 2019 年年間医薬品市場統計売上データより作成

デジタル療法
DTx（Digital Therapeutics：デジタルセラピューティクス）と呼ばれ、デジタル技術を用いた疾患の予防・診断・治療などの医療行為を支援または実施するソフトウェアなどを指す。医薬品による治療に加えて製薬会社が提案できる新たな治療法として注目されている。

メガファーマと呼ばれる欧米の製薬会社を中心に、新たな研究開発手法であるバイオ医薬品（P.20参照）や遺伝子治療薬（P.51参照）、さらには既存の医薬品の概念を超えたAI（人工知能）やICTを用いた新たな疾患治療法であるデジタル療法の検討まで、新たな成長戦略への挑戦が始まっています。

Chapter1
05

創薬手法の大変革

医薬品市場を席捲する
バイオ医薬品

近年、世界的な売上を上げている医薬品の半数超が「バイオ医薬品」と呼ばれる創薬手法により開発されたものです。疾患に特有の症状が起こるしくみによりアプローチできるのが特徴です。

バイオ医薬品
生物によって生産される物質（成長ホルモン、インスリン、抗体など）に由来する医薬品をバイオ医薬品（生物学的製剤）と呼ぶ。物質を化学的に合成する従来からの創薬手法に対して使われる。

低分子医薬品
主に化学合成により生成された医薬品のこと。化学反応を用いて生成できるのは構造が単純な低分子にとどまる。低分子医薬品は体のいろいろな機能に作用してしまう可能性があり、さまざまな副作用が生じ得る。

化学的に合成
医薬品開発は、疾患に影響する物質の発見がスタート地点であり、その物質をいかに効率的に生成し、さらに安全にターゲット部位で働くように合成・加工するかが重要になる。

世界の医薬品の半数がバイオ医薬品

2019年の世界の売上上位100品目のうち45品目は、「バイオ医薬品」と呼ばれるカテゴリーの製品でした。前年の29品目から大幅に増加し、従来、医薬品開発の中心だった低分子医薬品からバイオ医薬品へと新薬創出のメインストリームが移行している傾向が、この結果からも明らかになっています。

国別では米国が19品目を占め、日本は2品目でした。日本の製薬会社はバイオ医薬品の開発力の弱さが懸念されていましたが、バイオ医薬品の開発に大きく舵を切っています。

疾患の原因となる特有の物質にアプローチ可能

これまでの医薬品開発は、疾患に影響する物質を化学的に合成することで行われてきました。それに対し、バイオ医薬品は、細胞や微生物を用いて疾患治療につながる物質を生成する手法です。

化学合成で生成できるのは構造が比較的単純で分子量の小さい物質（低分子医薬品）に限られていました。一方、バイオ医薬品で生成される物質は、分子量が大きく、複雑な構造を持つたんぱく質です。このたんぱく質が、疾患の原因となっている特有の物質のみに作用し、体内での働きを調整できるのがポイントです。より細かい患者ごとの疾患の違いに対応し、副作用も軽減した医薬品が開発できるようになりました。低分子医薬品の開発が進み、創薬のターゲットとなる物質が枯渇してきている背景もあり、近年はバイオ医薬品の開発に軸足を移しています。

治療が難しかった疾患の治療薬も誕生

バイオ医薬品の登場により、これまで治療が難しかった疾患の

▶ 世界の医薬品売上上位100品目の創薬手法の内訳（2019年実績）

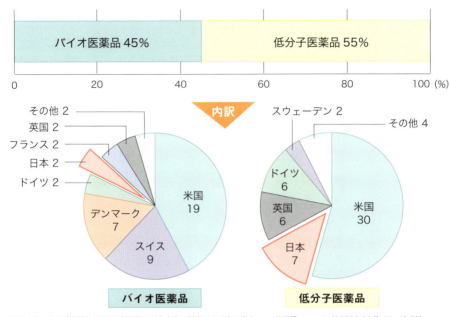

出典：澁口朋之「世界売上高上位医薬品の創出企業の国籍-2019年の動向-」、政策研ニュース（2020年11月; 61: 48-52）、Copyright© 2020 IQVIA. IQVIA World Review Analyst 2019, IQVIA Pipeline & New Product Intelligence, EvaluatePharma, Clarivate AnalyticsCortellis Competitive Intelligenceをもとに医薬産業政策研究所にて作成

▶ バイオ医薬品と低分子医薬品の違い

低分子医薬品		バイオ医薬品
小さい	分子量	非常に大きい
安定した化学構造	構造	複雑
化学合成	製造方法	細胞や微生物を用いて生成
低い	開発・製造費	非常に高い
錠剤をはじめ多様	剤形	主に注射剤

治療薬も誕生してきています。はじめてのバイオ医薬品は、1982年のヒトインスリン製剤です。近年は、分子標的薬と呼ばれる治療ターゲットを絞った抗がん剤の分野を切りひらいたハーセプチン、症状を抑える治療が主であった関節リウマチを「治療（完全寛解）を目指す疾患」に変えたバイオ医薬品の先駆けのレミケード、体内の一部の酵素産生ができなくなる難病であるゴーシェ病の治療薬のセレザイムなどが誕生しています。

分子量
各物質の分子の合計量のこと。低分子医薬品の成分は分子量が約500以下であるが、たんぱく質では数万～数十万程度といわれている。例えば、酸素はO_2で分子量32、水はH_2Oで分子量18。

事業の選択と集中へ

世界規模で進む業界再編

製薬業界では、巨額のM&Aが積極的に行われています。その背景には新薬創出にかかる長い開発期間と莫大な開発費があります。次の成長をもたらす新薬候補の確保が事業の大テーマです。

メガファーマを形作るM&A

2019年の世界の製薬会社の売上高の上位は、スイスのロシュの618億ドル（約6兆4,995億円）、米国のファイザーの517億ドル（約5兆4,285億円）、スイスのノバルティスの474億ドル（約4兆9,770億円）と、とてつもない売上高が並びます。トップ10で唯一、日本企業のランクインは、第9位の武田薬品工業で313億ドル（約3兆2,912億円）です。いわゆるメガファーマは巨額のM&Aを展開しながら規模を拡大してきました。

> **M&A**
> Mergers and Acquisitionsの略。企業・事業の合併や買収のこと。

研究開発のための規模と新薬パイプラインの確保

巨額の合併や買収が相次ぐ背景には、製薬業界において資本の大きさが研究開発力に直結することが指摘できます。近年の主要な創薬手法となっているバイオ医薬品の開発費は、低分子医薬品の1剤当たり100〜300億円に対し、1千億円もの研究開発投資が必要といわれています。

さらに、これだけ巨額の費用を投じても、医薬品開発には中止などのリスクがあり、製造販売にこぎつけても10年程度で特許切れによる後発医薬品の登場を迎えることになります。そのため、製薬会社は10数年後を見据えた新薬候補のラインナップ（パイプライン）を用意しておく必要があります。したがって、製薬会社の巨大な合併や買収の背景には、巨額の研究開発投資が行える規模を確保するとともに、有望な新薬候補を持つバイオベンチャーを吸収し、パイプラインを確保するという目的もあります。

> **バイオベンチャー**
> バイオテクノロジーを主たる事業とする新興中小企業を指す。医薬品業界では、新たな技術であるバイオ医薬品開発が主流となっているため、製薬会社による技術や新薬候補確保のための提携や買収が盛んである。

「選択と集中」の目利きが重要

一方で、世界各国の巨大製薬会社には一般用医薬品事業や後発

▶ 世界の製薬会社「メガファーマ」のトップ10

順位	社名	国	売上高	前年比（％）
1	ロシュ	スイス	619億ドル	8.1
2	ファイザー	米国	517億ドル	▲3.5
3	ノバルティス	スイス	474億ドル	6.0
4	メルク	米国	468億ドル	10.7
5	グラクソ・スミス・クライン	英国	432億ドル	9.5
6	ジョンソン＆ジョンソン	米国	422億ドル	3.6
7	サノフィ	フランス	417億ドル	4.8
8	アッヴィ	米国	333億ドル	1.6
9	武田薬品工業	日本	313億ドル	56.9
10	ブリストル・マイヤーズスクイブ	米国	261億ドル	15.9

出典：各社決算情報より作成。武田薬品工業は2020年3月期決算

▶ M&Aによる事業拡大と「選択と集中」の方針

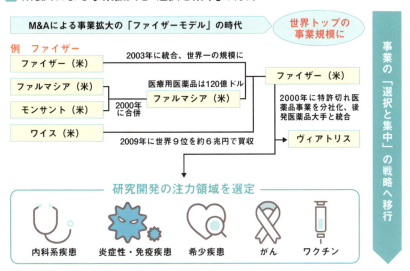

出典：ファイザー　ウェブページおよび決算情報より作成

医薬品事業を切り離し、医療用医薬品や主要研究領域に特化する動きも起こっています。米国のファイザーは、2020年に特許切れ医薬品事業を分社化し、後発医薬品大手のマイランと統合させ、新薬・ワクチン事業に注力することを発表しています。また、武田薬品工業も、ビタミン剤のアリナミンなどの一般用医薬品事業を売却することを発表しています。メガファーマを中心に、合併と買収を絞る「選択と集中」の事業再編が進んでいます。

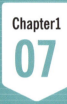

Chapter1 07

拡大が続く後発医薬品市場

後発医薬品への対応が急務の先発医薬品メーカー

世界の医薬品市場で先発医薬品（新薬）の伸びを上回るペースで拡大しているのが後発医薬品（ジェネリック医薬品）市場です。各国の医療費抑制政策の後押しを受け、市場の拡大が続いています。

後発医薬品は30兆円市場

　2019年の後発医薬品（P.14参照）の市場規模は、医薬品全体の売上の2割程度の30兆円規模とされています。2000年代初頭に2桁成長が続き、先発医薬品の伸びを上回るペースで成長してきました。その背景にあるのは医療費の高騰です。世界各国で新薬から安価な後発医薬品に切り替える動きが加速しており、市場拡大を後押ししました。

　この傾向は、後発医薬品の採用割合が低いことで知られていた日本でも顕著です。日本での後発医薬品の使用割合は、2010年の30％程度から2021年の80％を目指し、各種の促進策が展開されました。こうした背景から、市場規模は2010年の約4,000億円から2019年の約1兆円にまで拡大しています。

　また、中国やインドなどの医薬品市場の拡大が著しい新興国でも、後発医薬品の割合が高く、市場の伸びの過半数が後発医薬品となっています。

　さらに2000年代初頭に世界的な売上を記録したバイオ医薬品も特許切れを迎え、バイオシミラー（バイオ後続品）が発売され始めて、今後も後発医薬品の伸びが続くことが予測されています。

先発医薬品メーカーはAG薬で対応

　後発医薬品の採用拡大に対し、先発医薬品メーカーは市場にオーソライズド・ジェネリック（AG薬）を投入することで、減収の幅をカバーする対策をとっています。

　AG薬とは、先発医薬品と同じ製法で自社で製造販売したり、先発医薬品メーカーから許諾を受けて製造されたりしたジェネリック医薬品です。先発医薬品と原薬や製法などを同一にできるた

バイオシミラー（バイオ後続品）
先発のバイオ医薬品の特許が切れたあとに発売されるバイオ医薬品のこと。ただし、バイオ医薬品は構造が複雑なたんぱく質であり、製造が難しいため、まったく同じには製造できない。そのため、他の後発医薬品と区別し、「バイオ後続品」と呼ばれる。

オーソライズド・ジェネリック（AG薬）
先発医薬品メーカーが認定し、先発医薬品と同一の原薬、添加物、製法などで製造されたジェネリック医薬品のこと。

▶ 日本の後発医薬品市場の推移

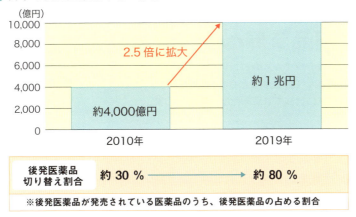

▶ 後発医薬品促進の背景と先発医薬品メーカーの対応

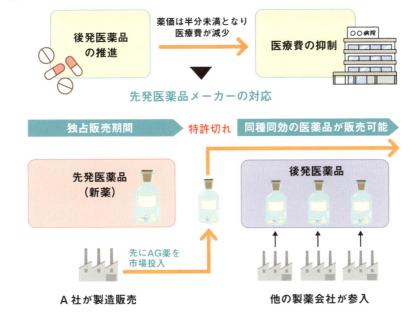

め、医療関係者や患者の信頼を得やすいのが特徴です。特許が満了する前に発売し、先に自社で後発医薬品のシェアを抑える、また後発医薬品メーカーへの製法特許の供与によりロイヤリティ収入を得る戦略です。他のジェネリック医薬品より早くシェアを確保することで減収幅を抑えることができます。

Chapter1
08

新型コロナウイルスの流行 ①

異例となる早期のワクチン開発
医薬品業界へのインパクト

新型コロナウイルスのパンデミックから時をおかずにワクチンが開発されました。早くても数年後とされていたワクチン開発を実現したのが、mRNAワクチンに代表される新たな開発手法です。

新たな医薬品の開発手法で早期の開発を実現

　新型コロナワクチンの開発で先陣を切ったのは、米国のファイザーとドイツのビオンテックによるmRNAワクチンです。パンデミックから８か月後の2020年12月には早くも英国と米国の医薬当局から緊急使用許可を受け、ワクチン接種が開始されました。

　その後、欧米諸国で緊急使用許可を得た米国のモデルナは同じタイプのmRNAワクチンを、英国のアストラゼネカはウイルスベクターワクチンを、臨床試験の最終段階をパスする異例の手法で実戦投入しました。2020年８月のロシアのガマレヤ記念国立疫学・微生物学研究センターのワクチンもウイルスベクターワクチンでした。こうした開発手法は、これまでほとんど承認・実用化されたことがなく、早期の開発実現は医薬品業界でも驚きを持って迎えられました。

mRNAワクチンとウイルスベクターワクチンの特性

　従来、主流であった不活性化ワクチンは、ウイルス自体を鶏卵などで増殖させ、不純物を取り除き、医薬品などで弱毒化や不活性化する方法で開発されていました。開発にも製造にも時間がかかるのが難点でした。

　早期開発が実現した背景には、mRNAワクチンやウイルスベクターワクチンの特性があります。これらのワクチンは、新型コロナウイルスの表面にある、特徴的なスパイクたんぱく質の生成の設計図の役割を果たすmRNAや、その前段階となる遺伝子（DNA）を人体に投与し、体内でスパイクたんぱく質を生成することで、免疫反応を引き出すしくみです。さらに、従来のワクチンとは異なり、使用するmRNAや遺伝子は、ウイルスの遺伝子

---

mRNA

メッセンジャーRNAの略。細胞核内にあるDNAから遺伝情報の一部を転写して生成され、生体活動に必要なたんぱく質の合成を指示する設計図の役割を果たしている。

ウイルスベクター

遺伝物質を細胞に運ぶためのツールとしてウイルスを利用したもの。ウイルスベクターワクチンは、人体に無害な改変ウイルスを「運び屋」（ベクター）として使用する。

臨床試験

医薬品の承認審査に必要な、ヒトで有効性や安全性を確かめる試験。３段階での試験が標準だが、スプートニクⅤはロシアで第Ⅲ相（P.109参照）臨床試験前に承認されたことから、安全性を確認する手続きが守られていないと批判も多かった。

026

▶ ワクチンの開発手法と特徴

ウイルス

従来からあるワクチン開発手法	新たなワクチン開発手法
ウイルスやウイルスのたんぱく質を弱体化・不活性化して注射	ウイルスの遺伝情報を注射
ウイルスに対する免疫ができる	ウイルスの遺伝情報がヒトの細胞に入り、当該ウイルスに特徴的なたんぱく質をつくり、それに対する免疫ができる

主なワクチンの種類

①不活性化ワクチン
②組み換えたんぱく・ペプチドワクチン

メリット ●実績がある
●病原体自体を投与するため、必要な免疫が生成しやすい

デメリット ●開発・製造に時間がかかる
●不活性化ワクチンでは病原性を持つウイルス自体を扱う必要がある

〈実用化例〉不活性化ワクチン
●インフルエンザワクチン
●日本脳炎ワクチン　など

〈実用化例〉組み換えたんぱく・ペプチドワクチン
●B型肝炎ワクチン
●帯状疱疹ワクチン　など

主なワクチンの種類

③DNAワクチン　④mRNAワクチン
⑤ウイルスベクターワクチン
※当該ウイルスの遺伝情報を細胞への運び手となるほかのウイルスに入れて投与

メリット ●遺伝子情報を解析して合成するため、開発・製造が早い
●ウイルス自体を扱う必要がない

デメリット ●実績が乏しい
（長期的な有効性や安全性は未検証）
※ウイルスベクターワクチンでは、運び手となるウイルス自体への免疫ができ、次回以降、効果が出ない可能性がある

〈実用化例〉
承認・実用化されたものはない
※臨床試験レベルでは、エボラ出血熱などに対して投与されたことはある

出典：内閣官房「新型インフルエンザ等対策有識者会議 新型コロナウイルス感染症対策分科会第1回資料」を参考に作成

解析結果をもとに設計し、人工合成します。新型コロナウイルスの遺伝子配列は、2020年1月に早くも解析・公開されており、この情報を用いて迅速なワクチン開発が可能になりました。

📍 コロナだけではない新たな開発手法の可能性

　こうした新たなワクチン（医薬品）の開発手法は、==製造時にウイルスそのものを使用する必要がない==ことも利点です。さらに、ウイルスの変異に対しても、ワクチンの設計を変えることで対応できるとされています。

　今回の新型コロナワクチンが初の実用化例となるため、==今後の追加接種の必要性、変異株への有効性と対応、長期的な健康への影響など、不透明な部分が大きく、先が見通せません。==しかし、医薬品開発手法としては、各種ワクチンへの応用とともに、がんの免疫療法なども想定されており、高い期待が持たれています。

不活性化ワクチン
従来から用いられているワクチンの開発手法。ウイルスの毒性を抑える処置を加え、ワクチンとして活用する。ウイルス自体は鶏卵などで増殖させる必要があり、毒性を持つワクチンを扱うことや製造に時間を要する課題があった。

第1章 医薬品業界の現状

027

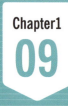

新型コロナウイルスの流行 ②

ワクチン・治療薬の開発 日本の製薬会社の出遅れの背景

新型コロナワクチンの開発競争において、日本の製薬会社は欧米をはじめとする企業の後塵を拝することになりました。国内製薬会社の開発の出遅れは、どうして起こってしまったのでしょうか。

世界各国のワクチン開発に出遅れ

WHO（世界保健機構）による新型コロナワクチンの緊急使用許可状況によると、米国、英国、中国、ロシア、インドが開発に成功しています。一方で、厚生労働省の資料によると、日本では5グループが開発中ではあるものの、2021年内に国産ワクチンを供給できる見通しは立っていません。日本は世界でも数少ない新薬開発力を持った国とされていますが（P.14参照）、新型コロナワクチン開発においては遅れをとってしまいました。

先行したのは新たなワクチン開発手法

ワクチンの早期市場投入を実現したのは、mRNAワクチンやウイルスベクターワクチンといった新たな開発手法によるものでした。日本では、こうした技術の研究は行われていたものの、開発から製造まで担うプラットフォームは構築されておらず、従来からの不活性化ワクチンの手法（P.26参照）が用いられていました。

また、そもそもワクチン開発から製造までを一貫して担う製薬会社自体が日本に少ない実情もあります。製薬会社各社は新薬開発のターゲット領域を絞り、経営資源を集中させる方針をとっています。国内で積極的な開発方針を示しているのは、武田薬品工業、第一三共、BIKEN（田辺三菱製薬のワクチン製造の合弁会社）、KMバイオロジクス（明治ホールディングス連結子会社）など一握りの企業のみです。この傾向は世界的なものであり、ワクチン市場はグラクソ・スミス・クライン、MSD、ファイザー、サノフィの4社で世界の約9割を占める寡占市場となっています。

緊急使用許可
新型コロナワクチンでは、危急時の早期実用化のため、通常の承認過程と異なる緊急使用許可による使用が認められている。ファイザーなどのワクチンもあくまで緊急使用が認められている段階であり、治験実施中という位置付けである。

▶ ワクチン開発の事業リスクとコロナ禍で実施された機動的な対応

ワクチン開発に二の足を踏む背景
- 多人数に接種する大規模設備
- 毒性を持つウイルスを扱う開発製造の基盤整備
- 治験対象者の確保とワクチンの有効性の証明の難しさ
- 健康な人が接種するため、健康被害（訴訟リスクなど）への対応
- パンデミック終結による市場の消失リスク

米欧などでの機動的な開発促進策
- 開発費、製造設備の事前の資金投入
- 開発成功時の事前の大規模な買い取り合意
- 治験・審査の国を挙げたバックアップ
- 有事に備えた多様な開発手法研究への資金援助

巨額の投資と迅速な治験・審査を可能にする国の支援

　米国政府は「ワープ・スピード作戦」の名のもと、1兆円超（約100億ドル）の資金を投入し、承認前の開発段階で製造ラインの整備を進めたとされています。医薬品の審査も迅速化を図り、ファイザーらの開発したワクチンについては、特例の審査簡略化の結果、申請から2か月弱という短期間で承認されました。欧州においても、2020年8月時点で欧州委員会がアストラゼネカと、承認前に3億回分に及ぶ事前購入の合意を結ぶなど、事業投資のリスクを抑えて開発に専念できる施策をとり、開発を後押ししました。

　日本国内では、開発医薬品の治験を実施しようにも、新型コロナ患者数が少なく、比較対照試験を組みづらいという難しさもありました。しかし、早期のワクチン開発に後れをとってしまったことは事実です。ワクチン供給を海外からの輸入に頼らざるを得ない状況となり、ワクチンをはじめとする医薬品の開発・供給基盤が国民の健康面の安全保障にとっても重要であることが示されました。緊急時に備えた医薬品の開発・製造のプラットフォームをどのように整えていくか、官民を挙げた議論が求められています。

ワープ・スピード作戦
米国のトランプ前大統領が主導した新型コロナワクチン早期実用化を目指す総合的な開発支援策のこと。巨額の資金投資と審査手順の迅速化などを柱に実施された。

比較対照試験
介入（医薬品投与）群と非介入の対照群（プラセボ：偽薬群）を設定し、効果を検証する試験のこと。医薬品開発では両群の治療効果を比較することで、医薬品の有効性や安全性を評価する手法が用いられる。

Chapter1

10

医療費抑制政策

国内医薬品メーカーへの
医療費抑制政策の影響

医薬品の製造販売は各国の医療保険制度により大きな影響を受けます。日本
では医療費の高騰を背景に、薬価の引き下げや後発医薬品の推進などが、さ
まざまな方法で具現化されています。

公定薬価の引き下げによる医薬費の低減

　医療保険が適用される医薬品の費用を抑えるシンプルな政策は
公定薬価の引き下げです。製薬会社の収益の約9割を占める医療
用医薬品の価格（薬価）は、製薬会社ではなく、国が定めていま
す。薬価改定は市場価格と乖離している薬価を調整するしくみで、
消費税導入時の1989年以来、マイナス改定が続いています。従
来は2年ごとの改定でしたが、2021年からは毎年の改定が予定
されており、製薬会社の収益性への影響が不安視されています。

　また後発医薬品の促進については、先発医薬品よりも後発医薬
品の薬価が低く設定されていることが重要です。日本の医薬品の
なかには特許が切れても販売を続けている「長期収載品」と呼ば
れるカテゴリーがあります。こうした医薬品の薬価を重点的に引
き下げ、後発医薬品に置き換えていく方針が打ち出されています。

薬価変更の新たなルール「費用対効果分析」

　2021年から医薬品の費用対効果を評価し、薬価を調整するし
くみが導入されます。治療による改善効果をQALY（質調整生存
年）という指標に置き換え、代替治療と比較して治療コスト（薬
価）分の意義があるかを検証するものです。医薬品は治療効果が
認められて承認されるものですが、薬価に見合う効果があるかど
うかはまた別の問題です。背景には高額の医薬品が相次いで登場
していることがあり、実際の評価が注目されています。

地域医療機関の共同購入による影響

　医療機関では、フォーミュラリーを導入する動きが加速してい
ます。フォーミュラリーは、「有効性・安全性と経済性を総合的

長期収載品
特許が切れて後発医
薬品が登場したあと
も製造販売を続けて
いる医薬品のこと。
医薬品全体の10%
程度を占めるともい
われている。

QALY
（質調整生存年）
生存年数とQOL
(Quality of Life) の
レベルを掛け合わせ
た指標。医療経済学
的観点で治療の費用
対効果を測る評価方
法の1つとして活用
されている。

フォーミュラリー
推奨標準治療薬。医
療機関などで治療法
による医薬品使用の
ルールを有効性、安
全性、経済性の観点
から評価し、まとめ
たリスト。厚生労働
省では「使用ガイド
付きの医薬品集」と
も言い換えている。

▶ 費用対効果により医薬品の薬価を調整

薬価改定を検討する指標

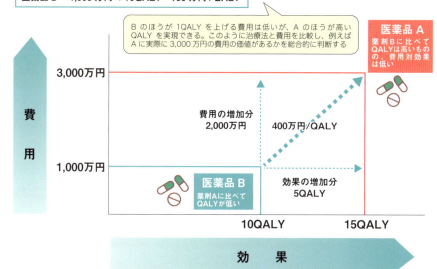

に評価して作成された医薬品の使用指針」とされており、1990年代に欧米で導入が始まりました。具体的には単一の医療機関や法人単位で治療法ごとに適正な使用につながる医薬品リストを作成し、そのルールに基づき医薬品を使用します。

　フォーミュラリーでは、有効性や安全性に差がなければ同種同効薬のうち、より安価な医薬品（後発医薬品）が選択されます。また、フォーミュラリーに入らなかった医薬品は、その病院で使用されることは原則的にありません。近年設立が可能になった、地域の複数の医療機関などが共同で設立する地域医療連携推進法人での採用が進み、共同購入方式により製薬会社の納入価格の引き下げの交渉力も高まっています。

　本来は、「適正な医薬品選択」を促進するしくみですが、医療費低減につながる施策としても注目されています。

地域医療連携推進法人
地域において医療・介護事業を効率的に提供するため、地域の医療法人や社会福祉法人などが共同でつくる法人格。2017年から設立できるようになった。

Chapter1 11

日本の製薬会社

生き残りをかけて海外市場へ進出

日本の医薬品市場の伸び悩みが続くなか、日本の製薬会社は海外進出に活路を見出しています。医薬品に対するニーズは世界共通であり、高い創薬技術をベースとした飛躍が期待されます。

日本企業の海外進出は大幅増

日本の医薬品市場はこの5年間でほぼゼロ成長となることが予測されています。こうした厳しい国内の事業環境のなか、日本の製薬会社は海外進出を始めています。2010年に海外販売比率が50%を超えたのは大手7社中2社でしたが、2019年に6社となりました。7社の海外売上高も2倍超となっています。

世界の医薬品市場は、規模も研究開発力も桁違いのメガファーマが占める厳しい競争の世界です。日本企業は生き残りをかけて海外進出に挑んでいます。

グローバル製品である医薬品は新薬開発が成功の鍵

医薬品は、治療が必要な患者がいればそこに届ける必要があり、その効果も地域で微差はあるものの基本的に同じです。良い製品を創出できれば、世界市場に向けて展開でき、その意味でグローバルな製品といえます。海外進出で成功する上でも基本的な方針は変わらず、他社に先駆けて画期的な新薬を生み出すことがビジネスの基本です。小野薬品工業は抗がん剤の新たな手法となった免疫チェックポイント阻害剤のオプジーボを開発し、2013年度に1,400億円であった全社売上が、2020年度には2,924億円に増加しました。2019年の世界の医薬品売上ランキングでは第8位を記録し、1剤で約8,000億円の売上で、海外からの販売ロイヤリティも600億円を超えるなど、販売を広げています。

海外販売比率が7割超と高いアステラス製薬も、世界的製品となった免疫抑制剤のプログラフを足がかりに、創薬ターゲットを泌尿器疾患、免疫疾患、がん、精神・神経疾患、糖尿病合併症に絞り、抗がん剤のイクスタンジ、過活動性膀胱炎治療薬のベタニ

免疫チェックポイント阻害剤

がん細胞が人体の免疫反応にブレーキをかける働きに着目し、開発された世界的な画期的抗がん剤（P.200参照）。

販売ロイヤリティ

販売提携を結び、海外での販売などを任せ、販売量に応じたライセンス料で収益を上げるしくみ。小野薬品工業の場合、米国のブリストル・マイヤーズスクイブよりオプジーボのロイヤリティを得ている。

過活動性膀胱炎

生活に支障が出るほどの頻回の尿意を生じる疾患。国内だけで患者数は800万人と推計されている。

▶ 日本の大手製薬会社の海外販売比率の推移

	2010年		2019年
武田薬品工業	49.2%	→	82.0%
アステラス製薬	44.3%	→	71.2%
大塚ホールディングス	47.3%	→	50.6%
第一三共	50.6%	→	38.1%
エーザイ	52.2%	→	59.8%
大日本住友製薬	40.1%	→	62.6%
塩野義製薬	37.0%	→	62.3%

出典：日本製薬工業協会「DATABOOK2021」、日米欧大手製薬会社の海外売上高より作成
資料：SPEEDA（ユーザベース）、アニュアルレポート

…… 背景 ……

国内市場の低迷

2010年　約9兆円　──1.1倍──▶　約10.3兆円　2019年

・医療費の抑制政策（薬価の引き下げ、後発医薬品の採用拡大）
・今後も低い伸び（マイナス）が予測されている

海外市場進出へ

海外市場の拡大

2010年　約8,882億ドル　──1.4倍──▶　約1兆2,500億ドル　2019年

▶ 世界的な新薬の創出と、M&Aを通した市場の確保策

新薬創出	・日本企業の研究開発力を生かした創薬 ・M&Aや連携によるパイプラインの確保
資源の集中	・自社の強みと医療ニーズに基づく創薬ターゲット
開発規模の拡大	・M&Aによる研究開発規模の拡大

ス、ベシケアとヒット製品を生み出し、海外販売を増やしました。

　また、2019年にアイルランドの製薬大手のシャイアーを買収した国内最大手の武田薬品工業は、海外販売比率が8割超となりました。M&Aも含め、整備した新薬のラインナップにより、グローバル企業としての立ち位置を確固たるものとしています。

COLUMN 1

医薬品のナショナルセキュリティ

新型コロナウイルス流行下では開発されたワクチンの確保と供給が大きな問題となりました。しかし、実は医薬品業界では水面下で「新たに開発されたワクチン」だけに限らない広範な医薬品不足が懸念されていました。医薬品製造の原薬（原材料）が確保できなくなるかもしれないという問題です。

中国やインドに依存する原薬供給

日本で製造される医薬品製造の原薬は、中国、インド、韓国の3か国で5割超を占めていることが厚生労働省の調査でわかっています。新型コロナウイルスの流行により、中国からの原薬供給が滞り、国内の一部の製品で出荷調整が行われました。また、2020年3月にはロックダウンによる影響などにより、インド政府が一部の原薬・製剤26種の輸出を制限する措置をとり、混乱に拍車がかかりました。翌月には解除され、国内の医薬品供給への大きな影響は抑えられたものの、医薬品供給を一部の国に依存するリスクが表出しました。

安定供給のためのコスト増は誰が負担する？

医薬品業界や各社ではこうした事態を受け、原薬確保の多様化の取り組みを進めています。しかし、一部の国に原薬を依存する一番の理由は「原材料確保のコストが安価であること」です。安定供給のためのコスト増を一社に背負わせることは難しい実態があります。

なお、国内の医薬品供給については、東日本大震災時の工場被災による一部の医薬品供給の停止、また論外な話ではありますが、後発医薬品メーカーの製造工程や品質管理における基準違反により医薬品供給に遅れが生じる事態も発生しています。

新型コロナ禍で医薬品供給への関心が高まった今だからこそ、国民の健康生活を守る「ナショナルセキュリティ」として医薬品供給のあり方についての広範な議論が必要と感じています。

第2章

国内外の大手製薬会社の歴史と動向

医薬品業界の中心を占めるのが製薬会社です。病気に苦しみ、治療薬を待ち望む人がいるのは世界中どこでも同じです。医薬品1剤が世界の疾患治療を一変させ、医薬品市場を大きく変えることも稀ではありません。医薬品市場の主軸を担う海外メガファーマの強さの背景と、特色ある取り組みで市場開拓を目指す国内メーカーの動向を見ていきましょう。

Chapter2
01

世界一のバイオ医薬品の製薬会社

治療薬と診断薬で個別化医療を開拓ロシュの躍進

2017年にファイザーを超え、世界一の売上を記録したのがスイスのロシュです。治療薬事業とともに診断薬事業を展開し、医薬品業界の可能性を拡張しているトップランナーです。

抗不安薬の販売などで世界的な企業に成長

ロシュの正式社名はエフ・ホフマン・ラ・ロシュであり、本社はスイスのバーゼルにあります。1896年創業の老舗ヘルスケア企業で、世界100か国以上に展開し、治療薬と 診断薬・機器の両事業を持つのが特徴です。1933年にビタミンCの合成に成功し、ビタミン剤の販売と、1950年代にベンゾジアゼピン系抗不安薬、のちに世界標準となる抗不安薬のジアゼパムの販売などで、世界的な企業に成長してきました。

診断薬
主に診断に使用される医薬品。インフルエンザの検査キットなどが代表的である。がん領域では医薬品の効果が期待できるかを確かめるためにも使用される。

バイオ医薬品と個別化医療に注力

近年の成長の背景にあるのは、早くから手掛けていたバイオ医薬品の開発力をもとに、こちらも世界トップの診断薬事業との相乗効果を実現できる個別化医療の領域に経営資源を集中してきたことにあります。

ロシュは現在、バイオ医薬品、がん領域の医薬品、診断薬の事業規模で世界1位です。とくにがん治療薬に強みがあり、バイオ医薬品に分類される抗体医薬の、結腸がんなどの治療薬のアバスチン、悪性リンパ腫治療薬のリツキサン、乳がん治療薬のハーセプチンが世界的なヒットとなり、業績を押し上げました。

個別化医療
患者の遺伝子情報などにより患者ごとに異なる疾患の病因などを詳細に調べ、その人に合った治療法を提供する医療のこと。オーダーメイド医療とも呼ばれる。

診断薬と治療薬の同時提供で新たな治療領域を開拓

近年、医薬品市場で最も拡大しているがん領域の医薬品です。なかでも、分子標的薬と呼ばれるカテゴリーが急拡大しています。がん細胞が活動する際にのみ出現するたんぱく質をターゲットに開発された医薬品で、そのたんぱく質にのみ特定して働くため、副作用が少ないことが特徴です。一方で、がん化と関連する遺伝

分子標的薬
疾患の原因となっているたんぱく質などの特定の分子にだけ作用するように設計された治療薬のこと。バイオ医薬品の技術を用いるものが多い。

036

▶ ロシュの医薬品開発と事業の特徴

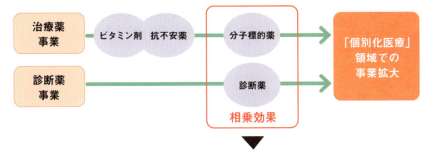

▶ 分子標的薬における治療薬、診断薬の切り離せない関係

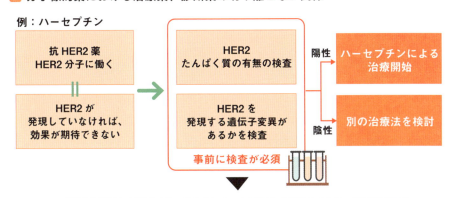

「個別化医療」の領域では、その人に合った医薬品を選択するため、検査が必要になる。がん領域では、がん細胞などを調べ、標的たんぱく質が一定程度あることや、そのたんぱく質を生成する遺伝子情報があることなどが事前に確認される。

出典：トラスツズマブ病理部会「HER2検査ガイド」（第三版）を参考に作成

子変異とたんぱく質は多数あり、患者のがんが、どのタイプによるものかを調べないと分子標的薬の効果は望めません。そこで活躍するのが、特定の遺伝子異常やたんぱく質の有無を調べる体外診断用医薬品（コンパニオン診断薬）です。

　ロシュは、前述のハーセプチンなどの分子標的薬と体外診断用医薬品を同時に開発し、診断から治療までのパッケージを提案することで、個別化医療の市場領域を拡大してきました。

　今後は、進展するICTを活用した医療データの分析により、さらに精緻な個別化治療の実現を目指しています。

Chapter2
02

世界のメガファーマの代表
事業拡張から「選択と集中」へ ファイザーのさらなる成長

世界の医薬品売上1位の座はロシュに譲りましたが、メガファーマの代表はやはりファイザーです。「ファイザーモデル」とも呼ばれるビジネスモデルで、世界の医薬品市場をけん引してきました。

世界を救ったペニシリンの量産などで成長

2000年初めから、業界トップの座を守ってきたのが米国のファイザーです。ドイツからの移民であるチャールズ・ファイザーとチャールズ・エアハルトの従兄弟が、1849年に設立した化学会社「チャールズ・ファイザー・アンド・カンパニー」がその起源です。化学合成による虫下し薬やヨードの製造で事業を軌道に乗せ、薬品、食品、工業などに幅広く活用されるクエン酸の量産に成功して事業を発展させました。

さらに、クエン酸の量産技術をもとに、人類史上最も多くの人を救った医薬品ともいわれる抗菌薬のペニシリンの量産を実現するなど、世界的企業の地位を確立しました。

M&Aによる事業拡張「ファイザーモデル」

1990年代から、ファイザーは積極的な買収戦略により急速に規模を拡大します。2000年、のちに年間売上高約130億ドルのブロックバスターとなる高脂血症治療薬のリピトールを保有するワーナー・ランバートを、892億ドルという過去に例のない金額で買収しました。また、2003年に消炎鎮痛薬のセレコックスなどを持つファルマシアを買収し、世界一の製薬会社の座を確立しました。2009年には、関節リウマチ治療薬のエンブレルや肺炎球菌ワクチンのプレベナーなどを販売する当時の世界医薬品売上9位のワイスを買収します。有望な新薬候補を持つ製薬会社を買収し、圧倒的な研究開発資金により大型新薬のブロックバスターを生み出していく事業手法は「ファイザーモデル」と呼ばれ、多くの製薬会社の経営モデルになりました。

製薬会社の経営は新薬創出の成否に左右されます。そのベース

ペニシリン
1928年に英国のアレクサンダー・フレミングによって発見された、世界初の抗生物質。医薬品への応用を可能にするペニシリンの量産技術を確立したのがファイザーである。

リピトール
医薬品業界の歴史に残る巨額の売上を上げたブロックバスター。特許切れまでに1,300億ドル超を売り上げたといわれている。

ファルマシア
1911年創業のスウェーデンの製薬会社。ファルマシア自体も、米国のアップジョンとモンサントの医薬部門などとのM&Aを繰り返し、事業拡大をしていた。

038

▶ M&Aによる事業拡張「ファイザーモデル」

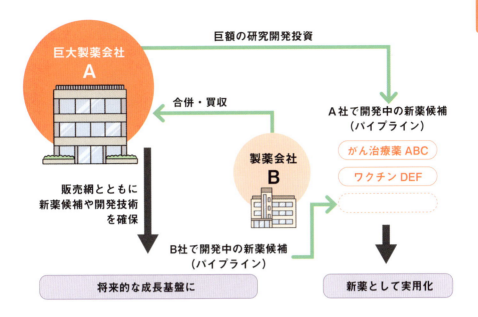

となるのが研究開発資金であり、将来的な新薬候補の保有数（**パイプライン**）です。製薬会社が自社での新薬開発と併せ、有望な新薬候補や開発技術を持つベンチャーを、合併や買収などの手法で確保することが「ファイザーモデル」により一般化しました。

大型・網羅型から「選択と集中」へ

一方、近年は巨大かつ多様な領域に広がった事業の「選択と集中」を図っています。疾患としてのターゲット領域は、内科系疾患、炎症性・免疫疾患、希少疾患、がん、ワクチンに注力することを宣言しています。また、新薬開発を除く、後発医薬品や一般用医薬品の事業は本体から切り離し、新薬・ワクチン事業に集中する方針を示しています。

現在、医薬品業界では、がん治療などの新薬の開発競争が激化し、開発費も高騰しています。領域を絞った新薬創出に経営資源を集中する新たな経営モデルで、さらなる成長を目指しています。

（新薬）パイプライン
製薬会社が保有する将来的に医薬品として実用化が期待される新薬候補のこと。事業の今後の成長を左右する重要な情報であり、保有候補数とともに開発状況が公開される。

Chapter2
03

新しい技術で市場に挑むベンチャー

新型コロナワクチンで存在感を示す創薬ベンチャーの実力

新型コロナワクチンの開発では、世界的な製薬会社とともに開発競争をリードする創薬ベンチャーの存在が注目されました。医薬品は、新たな創薬技術と発想がけん引する業界といえます。

世界的企業とワクチンを開発するベンチャー

新型コロナウイルスの世界的流行を受け、世界中の製薬会社と医薬品研究者による治療薬やワクチンの開発が進められています。開発競争のトップランナーとなったファイザーやアストラゼネカなどのメガファーマと並び、注目されたのが創薬ベンチャーです。

モデルナはmRNA（P.26参照）技術をベースに新薬開発を目指し、2010年に設立されたバイオベンチャーです。2018年の新規株式公開では、バイオテクノロジー企業として最大規模の75億ドル（7,800億円）を付けて注目されました。mRNA技術によりジカウイルス感染症やRSウイルス感染症などに対する治験を実施していましたが、mRNAワクチンとしてはじめて承認されたのが新型コロナワクチンです。

また、2020年12月に米国で承認されたファイザーの新型コロナワクチンは、創薬ベンチャーのビオンテックと共同開発された医薬品です。ビオンテックはmRNA技術によるがん治療薬の開発を目指し、2008年に創設されました。両社は2018年8月、mRNAをベースとしたインフルエンザワクチンの研究を開始し、2020年1月に新型コロナワクチンの開発を決めたとされています。

mRNAワクチンでは、ウイルスに特有のたんぱく質を生成するmRNAを、筋肉注射により体内に注入します。その後、人間の細胞内で当該たんぱく質の一部が生成されると、免疫細胞がそのたんぱく質を異物と認識して免疫反応を起こすことで、体内に入ったウイルスが排除されるという原理です。

日本でも遺伝子医薬ベンチャーが挑戦

日本でも遺伝子医薬ベンチャーであるアンジェスが、大阪大学

アンジェス
1999年の創業以来、各国の製薬企業や研究機関と遺伝子疾患治療薬の開発を進めている。2019年には国内初の遺伝子治療薬のコラテジェンの条件および期限付き承認、薬価収載（P.100参照）を経て販売を開始している。

040

▶ 新型コロナワクチンの開発にかかわる主な創薬ベンチャー

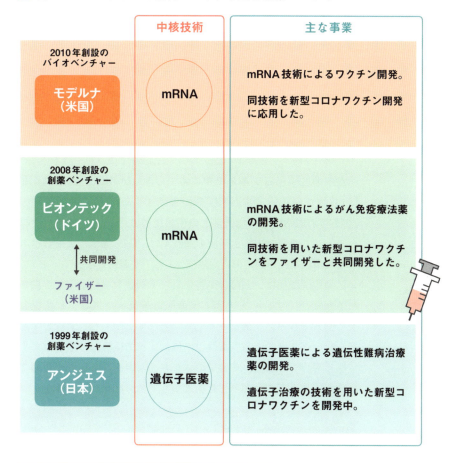

と共同で、遺伝子医薬の手法を用いた新型コロナワクチンの開発に乗り出しています。国内の創薬ベンチャーで自社製品をはじめて上市させた創薬技術を応用し、ワクチン開発を目指す方針です。その手法はDNAワクチンと呼ばれ、新型コロナウイルスのたんぱく質の一部を生成する情報を持ったDNA（プラスミド）を接種することで、当該たんぱく質（抗原）を体内で生成し、病原体への抗体をつくり、免疫増強を図ります。

　新たな技術や発想があれば、世界的企業を前に挑戦し、疾患治療を一変させる可能性があるのが医薬品の世界です。新型コロナウイルスの流行をはじめ、さまざまな疾患の不安が絶えない現代において、各社の挑戦と成果に期待せずにはいられません。

Chapter2 04

国内の製薬関連事業の見取り図

医療用医薬品と一般用医薬品を 扱う国内メーカー

私たちがテレビCMやドラッグストアでなじみのある一般用医薬品は、実は全医薬品の市場規模の10分の1程度にすぎません。医薬品業界は、医療用医薬品を中心に動いています。

医薬品ビジネスの中心は医療用医薬品

国内の医薬品ビジネスで押さえておきたいのが、「医療用」と「一般用」の違いです。米国の調査会社であるIQVIAによると、2019年の国内の医療用医薬品の市場規模は約10兆円です。それに対し、調査会社の富士経済の調査では、OTC医薬品とも呼ばれる一般用医薬品の同年の市場規模は約6,700億円となっています。

医療用医薬品は、医師の処方を受けて病院や保険薬局で提供される医薬品です。一方、OTC医薬品はドラッグストアや薬局などで購入できる、風邪薬や胃腸薬などです。テレビCMなどで名前を聞いたことのある医薬品は、ほぼすべて後者に分類されます。

医薬品ビジネスは、病院でのさまざまな治療への用途が中心で、巨大な市場もそこにあることを理解しておく必要があります。

先発医薬品と後発医薬品の違い

「先発医薬品」とは、医療用医薬品の新薬のことです。医薬品は一定の期間を経るとその特許が切れ、他社も同じものを「後発医薬品」として製造販売できるようになります。

医療用医薬品の新薬開発には、巨大な費用と長い研究期間が必要とされます。そのため、その能力のある大手先発医薬品メーカーが医薬品メーカーの中枢を占めています。それに対し、特許切れの医薬品の製造販売を中心に行うメーカーが後発医薬品メーカーです。

大手医薬品メーカーでは、先発・後発の両事業を兼ねる企業が多く、先発医薬品メーカーと後発医薬品メーカーを明確には分けられませんが、日医工、沢井製薬などは後発医薬品領域に専業的な事業で成長してきた企業です。

医療用医薬品
医師の処方を受けて使用する医薬品。国内の医薬品市場はこの医療用医薬品を中心に動いている。

OTC医薬品
Over The Counter（カウンター越し）の略。医師の処方箋がなくても薬局などで購入できる医薬品で、法律的には「一般用医薬品」という分類になる（P.138参照）。「市販薬」「大衆薬」とも呼ばれる。

国内の主要な医薬品メーカーと関連業種の売上高（2019年度）

医療用医薬品　国内市場規模：約10兆円

先発医薬品メーカー

会社名	売上高
武田薬品工業	3兆2,912億円
大塚HD	1兆3,962億円
アステラス製薬	1兆3,008億円
第一三共	9,818億円
エーザイ	6,956億円
中外製薬	6,862億円
大日本住友製薬	4,827億円
田辺三菱製薬	3,798億円
塩野義製薬	3,350億円
協和キリン	3,058億円
小野薬品工業	2,924億円

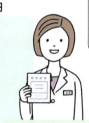

製薬業の中心は一般になじみの薄い「医療用」です

国内市場規模：約1兆円

後発医薬品メーカー（事業）

会社名	売上高
日医工	1,901億円
沢井製薬	1,825億円
東和薬品	1,104億円
ニプロ（事業）	815億円
第一三共（事業）	605億円

一般用医薬品　国内市場規模：約6,700億円

OTC医薬品メーカー

会社名	売上高
大正製薬（事業）	2,200億円
ロート製薬	1,883億円
武田コンシューマーヘルスケア	609億円
第一三共ヘルスケア	685億円
小林製薬（国内・医薬品）	310億円

医薬品卸業　国内市場規模：約9兆円

会社名	売上高
アルフレッサHD	2兆6,985億円
スズケン	2兆2,134億円
メディパルHD	2兆1,418億円
東邦HD	1兆2,637億円

出典：各社決算情報、公表情報（2019年12月期または2020年3月期決算）より作成

医薬品の流通を担う医薬品卸業

医薬品卸業は、医薬品の流通業です。日本で使用されるほとんどの医薬品は、この卸業を経由して病院や薬局に届けられます。医薬品を全国に確実に届ける体制が求められるため、事業規模の非常に大きな4大グループに集約されています（P.80参照）。

Chapter2 05

国内最大手のメガファーマ

欧州大手製薬会社を買収 武田薬品工業の戦略

武田薬品工業は2019年に欧州の大手製薬会社であるシャイアーを約6兆円という巨額で買収し、世界的なメガファーマへと飛躍しました。世界レベルの規模と研究開発力で成長を続けています。

6兆円の巨額買収で世界のメガファーマへ

　武田薬品工業（1781年創業、本社東京）によるシャイアーの買収は、当時の日本企業による海外企業の買収としては過去最高額でした。このM&Aによる収入の大幅増を受け、2019年度決算における同社の売上高は、日本の製薬会社では断然トップの3兆円を超え、世界の製薬会社の売上高ランキングでもトップ10に入りました。

研究開発投資の規模とパイプラインの確保

　巨額のM&Aに踏み切った背景には、世界的な製薬競争のなかで、ファイザーやロシュといった巨大企業に研究開発投資で太刀打ちできる規模を確保すること、また将来的な成長の基盤となる新薬候補を確保することがあります。

　もともと武田薬品工業は、糖尿病治療薬のアクトス、高血圧治療薬のブロプレスなど、世界的な売上を記録した自社創出の医薬品により成長してきました。しかし近年、医薬品開発が新たな技術を用いたバイオ医薬品に移行するなか、世界的なヒットとなる新薬を生み出せない時期が続いていました。シャイアーの買収は、同社が重点領域としている消化器系疾患領域と希少疾患・ニューロサイエンス（神経精神疾患）領域を強化する目的もありました。

　武田薬品工業の2019年度の売上上位品目は、2008年に買収した米国のバイオ医薬品会社であるミレニアム由来の潰瘍性大腸炎薬のエンタイビオ、シャイアー由来のADHD治療薬のビバンセでした。M&Aによる新薬や新薬候補のパイプライン確保が事業の成長を支えています。

シャイアー

1986年創業のアイルランドの世界的な製薬会社。M&A時の売上高は約150億ドルで、武田薬品工業の売上高約155億ドルと同程度の規模だった。時価総額で約3兆7,000億円の武田薬品工業が同4兆円超のシャイアーを買収するという「小が大を飲み込んだ」ことが話題となった。

潰瘍性大腸炎

代表的な炎症性腸疾患の1つ。国内の患者数は約22万人以上と推定されている。

ADHD

注意欠陥・多動性障害。発達障害の一種とされ、集中力や注意力の欠如から学習障害や生活上の障害を抱えることが多い。児童期には全体の5〜10%程度存在するとされている。

044

武田薬品工業のシャイアー買収の目的と戦略

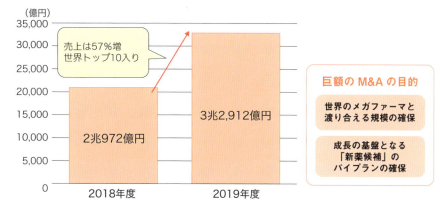

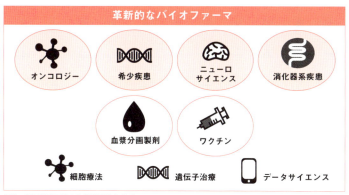

出典：武田薬品工業の決算情報より作成

巨額の投資から「選択と集中」へ

　一方、巨額の買収資金による財務負荷の解消と研究開発への集中のため、事業の「選択と集中」を進めています。オンコロジー（がん）、希少遺伝子疾患および血液疾患、ニューロサイエンス、消化器系疾患の4つの疾患領域に注力することを宣言し、2020年に米国の投資ファンドへ、ビタミン剤のアリナミンなどの一般用医薬品事業の売却を発表しました。2021年には、日本における糖尿病治療薬4剤を帝人ファーマへ売却するなど、事業の再編を図っています。研究開発を重点領域に集中し、次世代の新薬開発を実現できるかが今後の成功の鍵です。

Chapter2 06

中堅企業から世界的な製薬会社へ成長

1剤で市場を変える新薬の開発力 大塚ホールディングスと小野薬品工業

1剤で国内の中堅企業から世界的な製薬会社にまで成長した代表格が大塚ホールディングスと小野薬品工業です。革新的新薬は、治療も市場も大きく変化させます。

「エビリファイの大塚」として世界的企業に

ポカリスエットやボンカレーなど食品や飲料の分野でよく知られる大塚ホールディングス（1921年創業、本社東京）は、製薬部門が売上の約6割を占め、同部門の売上は国内業界第2位となっています。

医薬品事業の成長につながったのが、2002年に米国で発売された非定型統合失調症治療薬のエビリファイです。自社創出の医薬品で、2014年のピーク時には世界で約6,500億円を売り上げるブロックバスターとなり、同社の売上高の4割を稼ぎ出しました。現在の国内業界第2位の基盤をつくったのがこの医薬品です。

2017年には、摂取可能な極小センサーをエビリファイの錠剤に組み込んだデジタルメディスンが、米国FDAで承認されています。貼り付け型のセンサーが服薬状況や活動データを受信し、アプリと連動して医療関係者や介護者が情報を共有できるしくみです。エビリファイに続く新薬開発とともに、薬物治療の革新による市場開拓が目指されています。

免疫チェックポイント阻害剤で売上拡大

近年の革新的新薬の代表は、小野薬品工業（1717年創業、本社大阪市）の抗がん剤であるオプジーボです。2014年に発売され、がん治療の新たな領域を切りひらく免疫チェックポイント阻害剤の先駆けとなった医薬品であり、国内の中堅製薬会社であった小野薬品工業を国内売上トップ10の主要企業へと引き上げた医薬品でもあります。オプジーボを上市する以前の、2013年度の連結売上高1,432億円から2016年度に2,448億円に伸び、うち5割をオプジーボが占めました。

非定型統合失調症治療薬

抗精神病薬には定型と非定型の2種があり、作用するターゲットを絞り、副作用を軽減した非定型薬が、現在の第一選択薬となっている。

免疫チェックポイント阻害剤

がん細胞に直接作用させるのではなく、がん細胞によって抑えられていた免疫機能を再び活性化することで抗腫瘍効果を目指す医薬品。標準治療法のない患者への投与でも効果を認め、がん治療の新たな選択肢となった（P.200参照）。

▶ 大塚ホールディングスを世界企業に引き上げた「エビリファイ」

エビリファイ
非定型の抗精神病薬。
統合失調症は主要な精神疾患であるが、副作用が少なく、効果の範囲が広い医薬品が求められていた。エビリファイはそのニーズに応える医薬品となった。

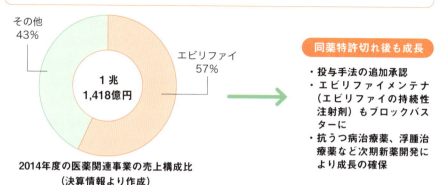

2014年度の医薬関連事業の売上構成比
（決算情報より作成）

同薬特許切れ後も成長
・投与手法の追加承認
・エビリファイメンテナ（エビリファイの持続性注射剤）もブロックバスターに
・抗うつ病治療薬、浮腫治療薬など次期新薬開発により成長の確保

▶ 小野薬品工業を国内有数の製薬会社に引き上げた「オプジーボ」

オプジーボ
免疫チェックポイント阻害剤（PD-1抗体薬）。
抗がん剤治療にない新たな手法で抗腫瘍効果を引き出す医薬品。がん治療の新たな選択肢となり、対象となるがん種も広がっている。

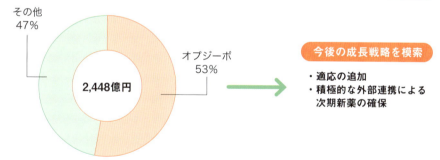

2016年度の売上構成比（決算情報より作成）

今後の成長戦略を模索
・適応の追加
・積極的な外部連携による次期新薬の確保

　世界の医薬品市場では、すでに免疫チェックポイント阻害剤の競合品が登場しています。そして、いずれオプジーボも特許切れを迎えることになります。小野薬品工業では、後発医薬品が登場しても投与対象とならない、オプジーボの新たな適応の拡大に努めるとともに、次の成長を確保するための新薬開発に注力しています。

新たな適応
医薬品の効果・効能が認められた疾患などを「適応」と呼ぶ。新薬として承認された時点から適応を拡大することで、対象患者が増えるとともに、後発医薬品が登場した際の特許保護にもつながる。

Chapter2
07

バイオ医薬品への特化で成長

外資傘下でも独自経営を維持
中外製薬の戦略

世界の医薬品開発の主流となっているバイオ医薬品に特化して成長しているのが中外製薬です。世界最大の製薬会社となったロシュの傘下にありながら、独自の経営が認められています。

抗体医薬品によりブロックバスターを自社創出

「バイオのパイオニア」と銘打ち、バイオ医薬品の開発に注力しているのが、中外製薬（1925年創業、1943年設立、本社東京）です。2005年に国産で初の抗体医薬品であるIL-6抗体のアクテムラを発売。関節リウマチ治療薬として、2013年に売上が1,000億円を超え、2020年には3,000億円にのぼっています。2018年に発売した血友病A治療薬のヘムライブラも、2019年に売上が1,000億円を超えるブロックバスターとなりました。両医薬品とも、バイオ技術に基づいて創出されたものであり、バイオ医薬品の開発に注力した経営戦略が成功しているといえます。

いち早くバイオテクノロジーによる創薬に着手

中外製薬は1980年代前半、当時主流であった化学合成と異なる、バイオテクノロジーを用いた創薬に着手しました。最初に上市に成功したのは、貧血治療に使用するエポジンでした。第1号のバイオ医薬品は、米国のバイオベンチャーと共同開発の末、製品化に結び付け、そのノウハウをもとにアクテムラやヘムライブラの創出につながる抗体医薬品開発の技術を積み上げました。

ロシュ傘下ながら独自経営を維持

中外製薬の強みの1つが、世界トップの製薬会社であるロシュ・グループのチャネルを通じた販売網、そしてグループが持つ医薬品のラインナップです。

2002年10月の戦略的アライアンスにより、ロシュは中外製薬の発行済株式総数の過半数を保有し、中外製薬はロシュ・グループの一員となりました。ロシュによる日本市場での販売網の確保

抗体医薬品

免疫機能の働きにより体内にできる抗体を主成分としてつくられた医薬品。特定の抗原にだけ結合して働くため、ピンポイントに効果を発揮させることができる。

関節リウマチ

関節が炎症を起こし、軟骨や骨が破壊される自己免疫疾患。高齢の女性に多く、患者数は日本で60〜100万人、世界で2,300万人と推計されている。

血友病A治療薬

血友病は血を固めるための血液凝固因子が生まれつき不足または欠乏する疾患。国内の患者数は6,000人程度。血液凝固因子のうち第Ⅷ因子が不足するタイプを「血友病A」と呼ぶ。

048

1980年代からバイオ医薬品に注力

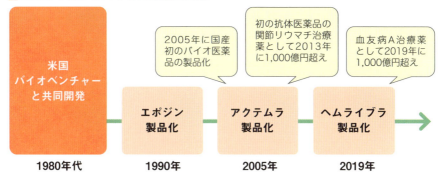

ロシュとの戦略的アライアンスによる世界市場への進出

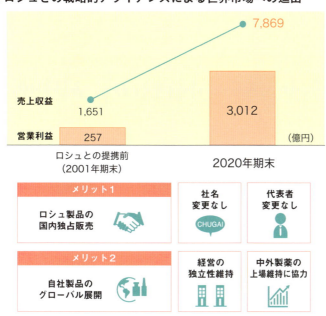

出典：中外製薬、ロシュの決算情報より作成

と、中外製薬の新薬パイプラインの確保が目的です。しかし、社名や代表者の変更はなく、上場を維持し、経営の独立性を保つことが合意されています。

　締結からの約20年で、中外製薬の売上は約5倍、営業利益は10倍超に成長しています。製品ラインナップにロシュの抗がん剤を加えた中外製薬は、2008年以降、国内がん領域で売上トップシェアを維持しています。

Chapter2
08

積極的な海外進出に活路を見出す

海外企業に対抗する営業網を強化する アステラス製薬の戦略

積極的な海外進出に事業の活路を見出しているのが、アステラス製薬です。国内大手製薬会社の合併により誕生した会社であり、世界を照らすグローバル企業を目指しています。

国内の大手2社の合併で誕生

アステラス製薬（本社東京）は、2005年に山之内製薬と藤沢薬品工業が合併して誕生した製薬会社です。当時、国内トップ10に入っていた国内大手2社の合併により、武田薬品工業に次ぐ売上規模となりました。両社とも早くから海外進出に積極的に取り組んできた経緯があり、現在は売上の7割超を海外で稼ぎ出しています。

合併の背景には、医薬品業界の国際的な競争激化と研究開発費の高騰、また日本国内においてもファイザーやアストラゼネカなどの海外企業が売上を伸ばすなか、営業網の強化を図る目的があったとされています。

研究開発規模の拡大による新薬の創出

両社の合併は国内製薬会社の合併の成功例とされています。合併10年で、売上高は合併前の両社合計の1.6倍に成長しています。海外市場においても、米国に強い藤沢薬品工業と欧州に強い山之内製薬の営業網がうまく補完され、海外市場の過半を占める両地域での新薬投入、市場開拓が進みました。

また、新薬開発においても大きな合併効果がありました。もともと強みのあった泌尿器・消化器領域と、移植・免疫関連領域の製造販売に加え、現在の稼ぎ頭となっているがん領域への新薬投入につながりました。現在、売上トップの製品である前立腺がん治療薬のイクスタンジは、米国のメディベーションと共同で市場投入を進めた製品です。合併前の両社の規模では、世界的な競争の激しいがん領域における新薬開発から販売まで一貫して担うことは困難だったと推察されています。

山之内製薬
1923年創業、1940年設立、本社東京。神経痛治療薬や抗生物質の製造販売から、1980年代の消化性潰瘍治療薬のガスターが世界的な売上を記録し、成長をけん引した。

藤沢薬品工業
1894年創業、1943年設立、本社大阪市。防虫剤で事業を確立し、1990年代のプログラフが移植に欠かせない免疫抑制剤として世界的なヒットを遂げた。

050

国内大手2社が世界市場で成長を図る目的で合併

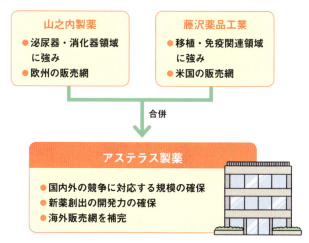

バランスよく世界市場を開拓する事業展開

- 世界約70か国で自社販売
- 日本、米州、EMEA、アジア・オセアニアの4極でバランスよく展開

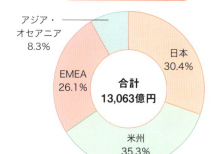

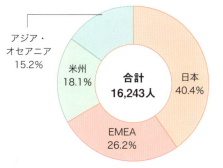

米州：北米および中・南米
EMEA：欧州・中東・アフリカ

出典：アステラス製薬の決算情報より作成

2019年には、**遺伝子治療薬**を開発する米国のバイオテクノロジー企業であるオーデンテスを買収し、希少疾患をはじめとする遺伝子治療領域のグローバルリーダーを目指す方針を掲げています。世界市場において一定の規模を確保し、注力領域のトップ企業としての成長を図る戦略をとっています。

遺伝子治療薬
たんぱく質の生成や調整の働きを持つ遺伝子を体内に入れ、治療する医薬品。これまで治療が難しかった遺伝子起因の難病などの新たな治療法として実用化されてきている。

第2章 国内外の大手製薬会社の歴史と動向

Chapter2 09

アルツハイマー型認知症の新薬に挑む

認知症治療薬開発のフロントランナー エーザイの戦略

認知症領域の新薬開発に社運をかけて挑んでいるのがエーザイです。新薬承認に向けた動きと併せ、認知症治療を総合的に支えるプラットフォームの構築を目指しています。

アルツハイマー病

脳内に蓄積したアミロイド・ベータ（Ａβ）により認知機能低下などが生じる神経変性疾患の１つ。検査により脳内のＡβの異常集積を確認したもののみを指し、アルツハイマー型認知症よりも対象を絞った疾患概念となる。

アデュカヌマブ

アミロイド・ベータ（Ａβ）を標的とする抗体。脳内のＡβを除去し、認知障害の進行を遅らせる働きが期待されている。

アルツハイマー型認知症

認知症にはさまざまな種類が確認されており、なかでも半数以上を占めるのがアルツハイマー型認知症である。アミロイド・ベータ（Ａβ）が発症の中心病態と考える「アミロイド仮説」が有力となっている。

根本治療薬

疾患の治療薬は症状を緩和する「対症療法薬」と、疾患の原因を治療する「根本治療薬」に分類される。

日米欧の３地域に認知症の新薬を申請

エーザイ（1941年設立、本社東京）と米国のバイオジェンは、2020年下半期に日米欧の主要３地域の医薬品担当部局に、共同で製品化を目指している次期アルツハイマー病の治療薬であるアデュカヌマブの販売承認の申請を行いました。現行のアルツハイマー型認知症治療薬は、症状の進行を抑制する対症療法としての位置付けの治療薬です。一方、申請中の医薬品は、同疾患の中心的な病態に対応する初の根本治療薬となります。

エーザイは、1997年に発売したアルツハイマー型認知症治療薬であるアリセプトが世界的な売上を記録し、世界企業としての地位を確立した経緯があります。しかし、ピーク時に約3,200億円を売り上げた同薬も、すでにアルツハイマー型認知症については特許切れを迎え、後発医薬品（ジェネリック医薬品）が多数発売されて、シェアが侵食されています。現在、「認知症のエーザイ」の社運をかけて取り組んでいるのが次期新薬です。

認知症の根本治療薬の開発を継続

世界各国で長寿社会が実現するなか、認知症に対する治療法の開発は最もニーズの高い領域の１つです。当然、世界各国の製薬会社が開発に挑んでいましたが、多くの企業が撤退を余儀なくされています。

エーザイとバイオジェンの申請に対し、審査が先行している米国FDAの諮問委員会では、治験結果に疑義が付くなど、余談を許さない状況ですが、初のアルツハイマー病の根本治療薬が誕生するかどうか、世界が注目しています。

エーザイとバイオジェンによるアルツハイマー病の新薬開発

社名	一般名・開発コード	作用機序
バイオジェン	アデュカヌマブ	抗Aβ抗体
エーザイ	エレンベセスタット	BACE阻害薬
	BAN2401	抗Aβ抗体

認知症予防から診断、治療までのプラットフォームの構築

認知症プラットフォーム「easiit（イージット）」のウェブサイトを立ち上げ、認知症になる前の予防サービスから、診断支援、治療までの包括サービスの構築を目指す。

― easiit のイメージ ―

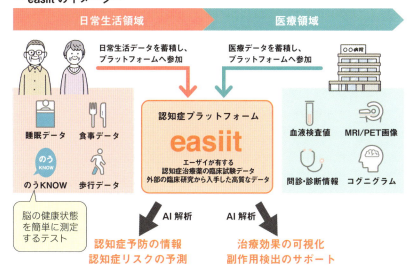

出典：エーザイ ウェブページより作成

医薬品にとどまらない認知症領域の事業展開

エーザイは、医薬品提供にとどまらない認知症領域の事業展開を進めています。認知症エコシステムと名付けたプラットフォームの担い手となることを目指し、認知症早期診断キットやシステムの販売、自治体向けの認知症予防事業の企画・遂行の支援、保険会社と協働した認知症保険の商品化、などの事業を実施しています。認知症治療薬開発のフロントランナーとして、新薬誕生と事業展開に全力を傾ける戦略を遂行する考えです。

アリセプト
画期的なアルツハイマー型認知症の治療薬として承認された医薬品。脳内の神経伝達物質を分解するアセチルコリンエステラーゼの働きを阻害し、脳の働きを円滑にする効果がある。

Chapter2

10

領域特化による成長戦略

漢方薬メーカーと眼科薬メーカー

日本の製薬会社には漢方薬メーカーや眼科薬メーカーといった領域特化型の事業体が存在します。日本の製品の品質が評価され、海外市場への展開が進む領域でもあります。

世界の医療用眼科薬の市場規模は３兆円

医療用眼科薬
他の医療用医薬品と同様、臨床試験があり、承認された眼科薬のこと。医療保険の償還を受けられる。

医療用眼科薬の国内シェアトップである参天製薬（1890年創業、1925年設立、本社大阪市）の2020年度の売上高は2,416億円となり、うち医療用が９割超を占めました。この売上規模は国内の製薬会社トップ10に肉薄する数字です。

世界的な高齢化の進展により、緑内障や白内障など、眼の悩みを抱える患者が増えています。それにより、世界の医療用眼科薬の市場規模は３兆円といわれ、大きな市場が広がっています。

医療用眼科薬メーカーが注目される理由の１つに、海外市場での高い評価があります。参天製薬の海外売上収益比率は、2013年の16％から2018年に31％を超え、世界売上のトップ３を目指す水準になっています。眼科薬市場は医療用のほか、一般用もインバウンド市場で人気製品となっており、日本の製薬会社の領域特化型の海外展開である**グローバルニッチ**の一例としても注目されています。

グローバルニッチ
疾患領域や技術などに特化して世界市場で評価され、売上を上げる戦略のこと。

領域特化で注目される漢方薬市場

近年、西洋医学中心の日本の医療のなかで再注目されているのが「漢方薬」です。

漢方薬最大手のツムラ（1893年創業、1936年設立、本社東京）は、2019年度の売上高1,232億円のうち、95％が医療用漢方製剤です。医療用漢方製剤とは、薬価収載（P.100参照）され、医療保険が適用されている漢方薬のことです。実は日本の医療保険制度では、漢方薬の処方が認められています。とくに治療が難しい領域の疾患では、長い闘病生活で続く症状を緩和するため、漢方薬の使用が見直されています。例えば、認知症の周辺症状への

054

▶ 参天製薬の2019年度の売上構成

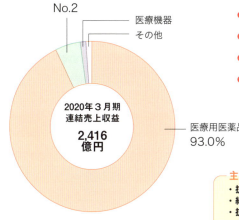

▶ 医療用漢方製剤シェアトップのツムラ

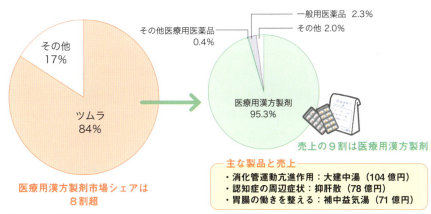

対策として抑肝散、抗がん剤の副作用対策として六君子湯、牛車腎気丸などが症状緩和の目的で処方されています。

現在148品目の漢方薬の組み合わせが承認されており、パッケージ化して製薬会社から販売されています。その市場の8割超を押さえているのがツムラです。今後は原料生産国である中国での販売事業も本格化する計画で、特色ある領域特化型の製薬会社として取り組みが注目されます。

Chapter2

11

急成長と来るべき停滞の打開策

後発医薬品（ジェネリック）メーカー

国内の後発医薬品（ジェネリック）市場は近年、先発医薬品市場を超える成長率で拡大してきました。目標とされていた後発医薬品への切り替え率は80%の時代を迎え、事業再編の波が訪れそうです。

後発医薬品市場の拡大が鈍化

　後発医薬品大手3社（日医工、沢井製薬、東和薬品）の2020年3月期の連結売上高（3社合計）は4,830億円となりました。この3年での成長率は1.2倍にとどまり、急拡大を続けてきた後発医薬品市場の伸びの鈍化が示されています。

　近年の後発医薬品市場の急速な拡大の背景には、国による先発医薬品から後発医薬品への切り替え促進策がありました。その切り替え率が目標としていた80%に近づき、市場の伸びが低下する「成熟市場」の時代に入ったことが示されています。

後発医薬品メーカーは生き残り戦略を模索

　今後の成長のさらなる鈍化を見据え、各社は今後の成長戦略を模索しています。日医工（1965年設立、本社富山市）は2019年4月に後発医薬品開発のエルメッドエーザイを、2020年7月に武田テバファーマの後発医薬品事業の一部（後発医薬品486品目）を買収しています。製造や流通の利便性を追求するとともに、2020年9月には、医師会員サイトを運営するメドピアとかかりつけクリニック支援サービス「kakari for Clinic」をスタートさせています。

　沢井製薬（1929年創業、1948年設立、本社大阪市）は2017年に米国の後発医薬品メーカーを買収し、海外市場への進出を本格化させています。また、中長期的な経営戦略として新薬開発の動きも進めています。2020年には創薬ベンチャーのニュージェン・ファーマと筋萎縮性側索硬化症治療薬の共同開発・販売のライセンス契約を結びました。新規事業では、不眠症治療用アプリをはじめとする「医療用アプリ開発」にも乗り出し、今後の機動的な事業創出・再編のためにホールディング化の経営体制も整えました。

メドピア
医師専用コミュニティサイト「MedPeer」を運営。会員数は国内の医師の2人に1人にあたる12万人にのぼり、製薬会社のマーケティング対象としても重要なサイトである。

ニュージェン・ファーマ
2005年に設立された東海大学医学部発の創薬ベンチャー。新規筋萎縮性側索硬化症（ALS）治療薬の開発を目指す。

056

▶ **後発医薬品大手3社の売上の推移**

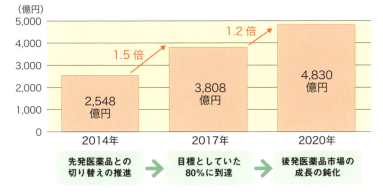

出典：日医工、沢井製薬、東和薬品の3社の決算情報より作成

▶ **将来的な成長に向けた事業戦略の検討**

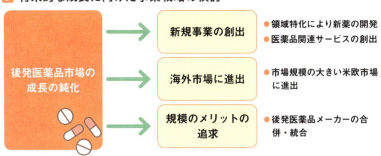

東和薬品（1951年創業、1957年設立、本社大阪府門真市）も、スペインの後発医薬品メーカーのペンサを買収し、海外進出を本格化させています。また、新規事業の創出を方針の1つに掲げ、2018年にシステム開発のTISと合弁会社を立ち上げ、ヘルスケア領域のITサービス創出を目指すほか、バンダイナムコ研究所と服薬支援ツールの開発に乗り出すなど、動きを活発化させています。

世界の後発医薬品メーカーによる再編の可能性

世界の後発医薬品メーカーの上位に入る、イスラエルのテバファーマスーティカル、米国のマイラン、ドイツのサンドは1兆円を超える売上高となっています。各社とも日本の後発医薬品メーカーとの提携などにより、すでに日本市場に参入しています。

後発医薬品市場は世界的な競争が激化しており、国内外を含めた事業再編が進む可能性も指摘されています。

COLUMN 2

ワクチン78億人接種のインパクトと適正な医薬品価格

メガファーマのワクチン開発力

新型コロナウイルスのまん延防止の切り札として、ワクチン接種が進められています。「1剤で世の中を変える可能性があるのが医薬品」と仕事柄は理解しているつもりでしたが、世界人口78億人への医薬品（ワクチン）供給という事態は、さすがに想像のはるか斜め上を行く世界でした。

医薬品の持つ力を改めて思い知らされるとともに、世界で必要とされる医薬品の開発を短期間で実現した、ファイザーやアストラゼネカをはじめとする海外製薬会社の研究開発力の高さには、ただただ感嘆を漏らさずにはいられませんでした。国産のワクチンが早期に実現できなかったことは残念ですが、やはり世界トップクラスの製薬会社の底力は有事においても変わらず"すごい"というのがシンプルな印象です。

医薬品は「誰のもの」の問いもあらたに

一方で、世界的危機を前に新型コロナワクチンの適正価格についての議論も巻き起こりました。世界的なパンデミックのなか、「ワクチンは公共財」という意見に代表されるように、ワクチン供給により利益を上げることに対し、倫理的な面から批判が大きくなっています。各国の購買力を背景に、医薬品供給が先進国に偏り、ワクチンを必要とする途上国に供給されないなどのケースが想定されるためです。

この医薬品価格を巡る問いは、古くて奥深い問いでもあります。必要な人に届いてこその医薬品であるにもかかわらず、営利会社が開発する以上、無料で配布するわけにはいきません。答えはありませんが、医薬品業界に身を置く一員として、適正な医薬品供給のあり方を考え続けようと決心しています。

第3章

医薬品業界の組織と仕事

医薬品業界の代表的なプレイヤー（事業体）は製薬会社ですが、それだけではありません。全国に点在する医療機関に医薬品を確実に届ける医薬品卸業、患者の医薬品の適正使用を支える医療機関、保険薬局など、さまざまな事業体から業界が成り立っています。製薬会社では医薬品を扱う業界ならではの独自の専門職が活躍しています。

Chapter3 01

医薬品ビジネスの構造

医薬品にかかわる
さまざまなプレイヤー

医薬品は高い安全性と適正な使用が求められる製品です。その製品の特殊性から、業界独自の多様なプレイヤー（事業体）が活躍するビジネスとなっています。

医療用医薬品の流通経路とプレイヤー

日本の医薬品市場は、生産ベースで2019年に9兆4,860億円（厚生労働省・薬事工業生産動態統計年報）、うち約9割と大半を占めるのが病院や保険薬局で提供される医療用医薬品（処方箋薬）です。医療用医薬品は、製薬会社が研究開発、製造し、医薬品卸業を通して病院やクリニック、保険薬局に届けられ、医師や薬剤師といった医療専門職が関与する業界独特の流通経路を経て、最終消費者である患者に販売されます。

独自の流通経路の背景にある製品の"特殊性"

医療用医薬品は、法律上、医薬品のなかでもとくに安全性への配慮が必要とされる薬群に分類されています。そのため、医師が医薬品の使用の必要性を判断（処方）し、保険薬局や病院の薬剤師が調剤・服薬指導の上、提供することが定められており、製薬会社が患者に直接販売するしくみにはなっていません。

また、治療が必要な患者が全国各地で待つなか、「製品がない＝欠品」という事態は許されません。さらに、医療用医薬品には厳密な温度管理や在庫管理が必要な製品も多く、安定した品質を保って全国に製品を届けるためには、そうした条件に対応できる専門の流通業者＝医薬品卸業が必要になります。

さらに、製造販売業の許可、医薬品卸業の許可、薬局の許可はそれぞれ法律上の要件があり、日本では医薬分業の基本思想もあるため、1社ですべての事業を併せ持つことが難しくなっています。こうした背景があり、医薬品ビジネスは、患者に医薬品が提供されるまでの各プロセスが独立した各種の事業者により担われる、複雑な流通経路を持つ業界となっています。

保険薬局
厚生労働大臣の保険指定を受け、医療用医薬品（処方箋薬）の販売ができる薬局のこと（P.154参照）。

医療用医薬品（処方箋薬）
医師や歯科医師などの処方箋や指示によって使用される医薬品のこと。ドラッグストアなどで購入できる一般用医薬品とは異なる流通販売経路をとる。

医薬品卸業
製薬会社から医薬品を仕入れ、病院やクリニック、保険薬局に販売する流通機能を持った事業者のこと（P.80参照）。

医薬分業
患者の診療・医薬品の処方と、調剤を分離し、それぞれを医師、薬剤師が分担して行う体制のこと。それぞれの専門性に集中できる体制をとり、安全かつ適切な薬物治療につなげている。

060

▶ 医薬品業界の独自の流通・販路

第3章 医薬品業界の組織と仕事

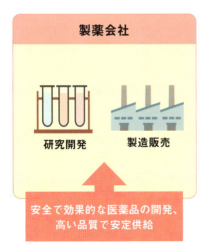

製薬会社
研究開発　製造販売

安全で効果的な医薬品の開発、高い品質で安定供給

「安全に」「適正に」使用してもらうため、独特の流通経路により患者に提供される

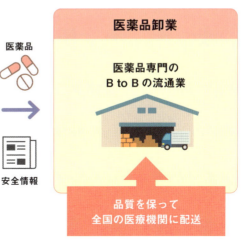

医薬品卸業
医薬品専門のBtoBの流通業

品質を保って全国の医療機関に配送

医薬品／安全情報

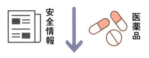

安全情報／医薬品

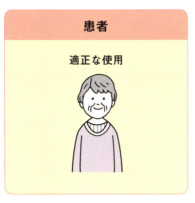

患者
適正な使用

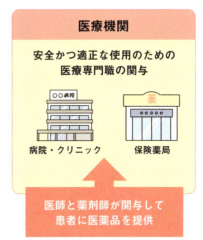

医療機関
安全かつ適正な使用のための医療専門職の関与

病院・クリニック　保険薬局

医師と薬剤師が関与して患者に医薬品を提供

医薬品／安全情報

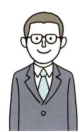

医薬品は「安全情報」とセットの製品です

Chapter3
02

製薬会社の組織と職種 ①

製薬会社の基本的な組織体制

医薬品を安全に効果的に使用してもらうには、適正な使用にかかわる情報が不可欠です。そのため、製薬会社には、医薬品情報を作成して届ける業界特有のさまざまな部署や職種が配置されています。

製薬会社の組織の特徴　実は情報産業の一面も

　製薬会社の組織には、一般的な製造業と同じく、製品を開発製造する研究開発部門、営業・販売に関わる経営企画部門、総務や人事、財務を担う部門があります。製薬会社ならではの事業部門となるのが、「医薬品の情報提供」にかかわる部門です。医薬品を安全に適正に使用してもらうための情報を作成し、提供する部署や専門職が設けられています。

　組織のなかには、医薬品の適正な使用にかかわる情報を分析し、情報ツールを作成する医療情報部門が設置されています。さらにこうした情報を、医師をはじめとする関係者に伝えるため、MRやMSLなど、業界特有の職種が活躍しています。

医療情報の提供、収集に携わる専門部署

　製薬会社に特有の専門職としてよく知られるMRは一般的に経営企画部門に所属しています。医師をはじめとする医療関係者に、自社の医薬品情報を提供するとともに、医療現場で患者に使用した医薬品の効果と副作用情報の収集、また次の医薬品開発につながる医療ニーズの収集を行っています。

　医療情報部門は、研究開発部門が作成した医薬品の有効性、安全性に関するデータや、MRが収集した医薬品の副作用情報などを整理し、情報提供ツールにまとめる役割を担っています。

　さらに近年は、営業活動から独立した立場で、医療現場のニーズを医療関係者とより深く情報交換することが求められています。そのため、MSLなどが所属し、自社のリソースを生かした医療への貢献策を検討するMAと呼ばれる医薬品業界特有の部署が設置されるようになっています。

MR
日本語では「医薬情報担当者」。英語のメディカル・レプリゼンタティブの頭文字からMR（エムアール）と呼ばれている。

**MSL
（メディカル・サイエンス・リエゾン）**
営業活動から独立した部門で、医学的・科学的に高度な専門性を持ち、製品の適正使用・製品価値の最適化を推進する職種のこと。

MA（メディカルアフェアーズ）
営業活動から独立した組織で、医学的・科学的な見地から医師などと情報交換し、自社製品の医療価値を高める役割を担う部門のこと。

062

▶ 製薬会社の基本的な組織体制

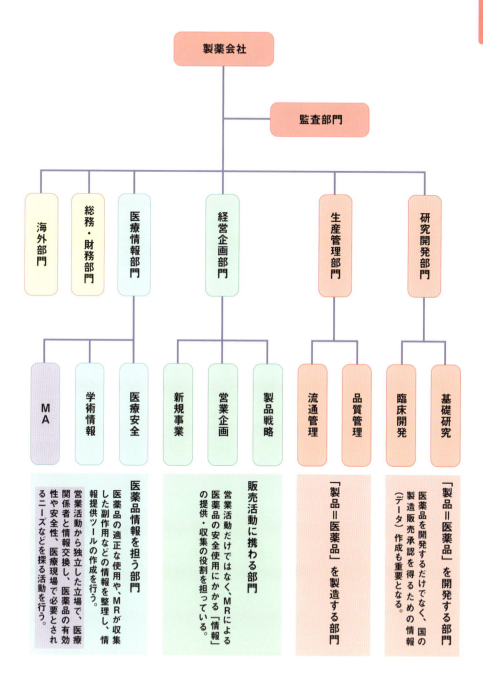

Chapter3
03

製薬会社の組織と職種 ②

研究開発部門の仕事と
創薬ベンチャーの活用

製薬会社の事業の基盤となる創薬のプロセスを支えるのが、研究開発部門です。市販までたどり着けるのは、研究を進めたなかでもごくわずかです。近年は効率化のため、社外の創薬ベンチャーの活用も進んでいます。

創薬
候補物質の絞り込みから基礎研究や各種試験、国による承認審査を経てようやく医薬品は販売される。その一連のプロセスのこと。

基礎研究
さまざまな物質から病気への効果を見込める成分を選別し、候補化合物を生成する研究のこと。

臨床試験（治験）
ヒトを対象にした医薬品の有効性と安全性を調べるテストのこと。とくに安全性に配慮した段階別の厳しいルールが設定されている。

創薬ベンチャー
独自の技術やノウハウを生かして、医薬品の研究開発に限定して事業を行う企業のこと。

新薬開発を担う製薬会社の「研究開発部門」

製薬会社の成否を担う新薬開発に携わるのが研究開発部門です。研究開発部門は、一般的に「研究部門」と「開発部門」の大きく2つの部門に分類されます。

「研究部門」は、病気の治療や予防に効果が見込めそうな薬のシーズ（新薬開発の種）を見つけ出すことが業務の中心となります。研究所で膨大な物質を対象に実験を繰り返して調べる基礎研究を通して、候補となる物質を絞り込む作業を日々行っています。担当するのは、研究所や動物実験での効果の確認までで、その後は開発部門にバトンタッチをすることが多くなっています。従業員のほとんどは医学系、薬学系などの大学院卒の研究職であり、「白衣を着て新薬開発」の一般的なイメージに近い部門です。

「開発部門」の役割

「開発部門」は、候補物質のヒトに対する試験を行い、厚生労働省への承認申請に必要なデータを集め、新薬の製造販売承認につなげる業務を行っています。臨床試験、治験とも呼ばれるヒトに対する医薬品の試験は、厚生労働省により定められたルールに基づき行われます。治験に協力してくれる医療機関や医師との調整、医薬品の承認審査を行う当局との相談や申請書類の作成など、プロジェクトマネジメント的な仕事も多く、医薬系の卒業生でなくても活躍できる職場となっています。

創薬は製薬会社の研究開発部門が担っていましたが、近年は外部機関の活用も行われています。大学や研究機関との協力関係を構築したり、創薬ベンチャーから知見や技術の権利を購入するなどの新薬候補の拡充策がとられています。

▶ 創薬の流れと研究開発職の役割

基礎研究 → 非臨床試験 → 臨床試験（治験）→ 承認審査 → 新薬発売

研究部門
- 基礎技術の研究
- 候補物質の探索・創製・選別

- 動物やヒトの細胞などを用いた有効性と安全性の研究

連携 ⇔ 大学・研究機関／創薬ベンチャー

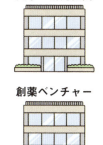

開発部門
- ヒトを対象とした有効性と安全性の研究
- 治験のプランニング
- 治験のマネジメント

- 承認申請と審査への準備と対応
- 収集データを用いた申請書類の作成

> 研究部門では、病気の治療や予防に効果が見込めそうな薬効成分の探索、研究所での実験を繰り返し、候補物質を選別する段階までを担います

> 開発部門では、候補物質のヒトに対する試験を行い、承認申請に必要なデータを集め、新薬の製造販売承認につなげる業務を行います

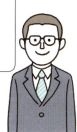

ONE POINT
成功率は3万分の1の厳しい医薬品開発の世界

新薬が発売されるまでには長い道のりがあります。病気に効果が見込める候補物質の基礎研究から始まり、動物を対象とした試験（非臨床試験）、ヒトを対象にした臨床試験（治験）を経て、病気に対する有効性と安全性を確認するさまざまな手続きをクリアして、ようやく製品化されます。最初の候補物質の発見からの成功率は、3万分の1ともいわれています。

第3章 医薬品業界の組織と仕事

Chapter3 04

医薬情報担当者（MR）の仕事 ①

医薬品の適正使用の情報を伝える スペシャリストのMR

医薬情報担当者（MR）は、医薬品業界ならではのスペシャリストです。医薬品情報の提供を通じて、医薬品の安全な使用を促進する役割を担っています。

製薬会社ならではの職種「MR」

医療機関に医薬品情報の提供・収集を行うのが「MR」です。国内の製薬会社に約6万人が働いています。製薬会社社員の4分の1はMRであり、製薬会社を代表する職種の1つです。

医薬品の適正使用のための情報を提供するMR

MRは、業務において「医薬品の適正使用のための情報の提供・収集・伝達を担う」とされています。

「提供」については、医療機関を訪問して自社の医薬品の安全管理の情報を提供する業務を行っています。医薬品を処方する医師や病院薬剤部、また保険薬局にも足を運び、医薬品に関する情報を提供しています。

「収集」については、医療機関を訪問した際に、医師や病院の薬剤部などから、実際に患者に使用した場合の安全性や有効性に関する情報を収集しています。医療用医薬品の市販後調査は法的な義務であり、その調査においても重要な役割を果たします。

「伝達」については、医薬品に関して医療機関から得られた情報を自社に報告し、集めた情報を分析し、その結果を医療機関にフィードバックしています。

MRは、このような業務を通して、より安全に効果的に医薬品を使用してもらうための情報提供の扇の要の役割を果たしています。

MRに求められる高い専門知識と倫理性

医薬品の適正な使用は、患者の命にかかわる重要な情報です。また、医薬品のメリットだけではなく、安全な使用につながる副作用に関する情報も適切に伝える必要があります。こうした背景

病院薬剤部
病院薬剤部を中心に処方できる医薬品のリストが作成されている。リストに自社製品を採用してもらうことがMR活動上、重要となる。

市販後調査
販売が開始された医薬品の有効性・安全性の確認と、日常の臨床において新たな作用・副作用に関する情報収集のために行われる調査のこと。

066

▶ MRによる医薬品の適正使用のための情報の提供・収集・伝達のしくみ

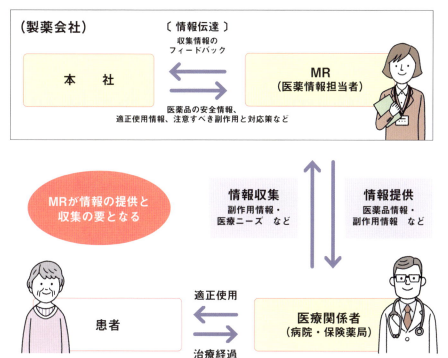

から、MRは業界特有の医薬品知識と、高い倫理性が求められるスペシャリストとして、職種が確立されています。

👉 ONE POINT

MRは製薬会社の営業職?

「MRは製薬会社の営業職」と思われるかもしれませんが、原則論的には異なります。MRの活動においては、あくまで医薬品の適正な使用と普及にかかわる情報提供の役割がメインであり、販売促進はその結果としての位置付けとされています。医薬品を処方するのは医師です。そのため、処方の参考となる情報の提供を通じて、結果として自社製品(医薬品)の販売増を実現するのが製薬会社の「営業」スタイルとなっています。

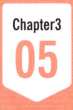

医薬情報担当者（MR）の仕事 ②

製薬会社の最初の仕事は MRからが原則

MRの中心的な業務は、病院の医師や薬剤師などを訪問して行う情報提供活動です。製薬会社のなかでも文系にも開かれた職種となっています。

エリアや病院を担当して医療関係者を訪問

MRは、一般的に**エリア担当**として地域を受け持ち、日々エリア内の医療機関を訪問しています。医師や医療機関の薬剤部の担当者への説明を通して、医療機関で使用する医薬品のリストに採用してもらい、医師から患者に使用してもらうことが、製品**プロモーション**におけるMRの大きな役割です。大学病院などの大規模で重要な病院であれば、数名で１つの医療機関を担当することもあります。

MRを経てさまざまな業務へステップアップ

製薬会社では研究開発などの専門職を除き、まずはエリア担当のMRとして配属されます。最初はエリア担当としてさまざまな医療機関を訪問しながら経験を積み、数年単位でエリアを異動し、より重要な、大きな病院などを担当するのが一般的です。

実績をしっかりと上げたMRは本社でのマーケティングやマネジメントの部門に配属されたり、製品販売の司令塔となるPM（プロダクトマネージャー）と呼ばれる担当職に抜擢されることもあります。そのほかにも、専門的な知識を高めた、がんなどの領域担当スペシャリストのMRとして活躍する道も用意されています。

MRは医薬学的な知識だけではなく、さまざまな関係者と良好な関係を築くことができるコミュニケーション能力が必要です。そのため、多くの文系学部の出身者が活躍しています。

MR活動を行う上で必須となる資格はありませんが、公益財団法人である**MR認定センター**が主催している「**MR認定証**」の取得がMR活動を行うための事実上の標準資格となっています。

エリア担当
新卒採用で入社した場合は地域の病院や診療所、保険薬局を複数担当しながらキャリアを積むことが多い。

プロモーション
医薬品の適正な使用につながる情報提供活動であり、「営業」を目的とした販売促進活動ではないとされ、プロモーションと呼ばれている。

MR認定センター
MRの研修や資格認定を行っている公益財団法人である。

MR認定証
業界の標準資格。認定を取得するには、導入教育の修了、MR経験6か月以上に加え、試験に合格する必要がある。

MRによるプロモーション

医療関係者を訪問し、自社製品の有効性、安全性、適切な使用方法などを説明

病院や診療所で使用する医薬品のリストに採用してもらう

医師に実際に処方してもらい、治療に役立ててもらう

MRの出身学部

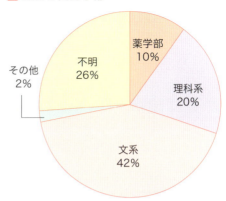

出典：MR認定センター「2016年版 MR白書」より作成

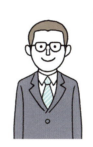

日々更新される治療法や医薬品の情報を学び続ける向上心が大切です

MR認定試験と教育

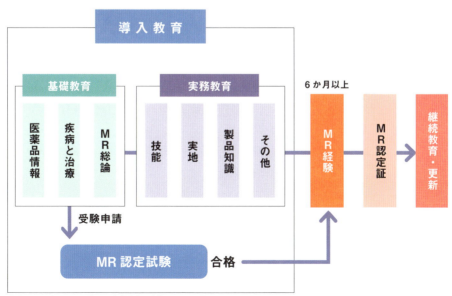

出典：MR認定センター「2020年度教育研修管理者認定更新講習会」より作成

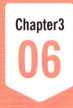

医薬情報担当者（MR）の仕事 ③

MRに求められる専門性と地域医療への貢献

MRの総数は年々減少しています。「不要論」もささやかれますが、専門領域に特化して活躍をするMRや、地域医療に貢献することで評価されるMRも登場しています。

MR数は減少傾向、市況も環境も変化

MR認定センターの調査では、2020年3月末時点で国内でMR業務についている者の総数は、前年より2,742人減の57,158人と、5年連続での減少となりました。

この背景には、近年、国内の製薬会社の多くが大型新薬と呼ばれる年1千億円以上を売り上げる医薬品を開発できておらず、情報提供ニーズが低下している点、またウェブやICTの活用など、医薬品情報を提供するツールが多様化し、MRを通した情報提供が必ずしも効率的とはいえなくなった実態もあります。

ICT
情報通信技術のこと。ウェブやメール、SNSなどのコミュニケーションツールの発展により、医薬品情報もツールを用いて提供できるようになっている。

今後のMRの姿　スペシャリティと地域医療

また、MRの活動自体にも制限がかけられています。医療関係者との面談の際に、自社製品の有効性ばかりを説明し、適切な処方に必要な副作用の情報を説明しない、医療関係者への利益供与が疑われる行為があったことなどが指摘され、MRの訪問制限、面会制限を設ける医療機関が増加しています。さらにMR活動の適正化のための行政指導も強まり、国への申請手続きのなかで認められた情報以上のことを伝えてはならない、エビデンスが確立していない情報を提供してはならないなど、MRが提供できる情報の縛りも厳しくなっています。

MRにとって厳しい状況があるのは間違いありませんが、単純に「MR不要論」を唱えるのは早急でしょう。医療関係者の"ご機嫌取り"や"御用聞き"で数字をとってきたMRが活躍の場をなくす一方で、高い専門知識が必要な抗がん剤領域や中枢神経領域、希少疾患領域などの領域担当のMR、スペシャリティMRと呼ばれるMRへのニーズは高まっています。

スペシャリティMR
抗がん剤領域、中枢神経領域など、専門領域に特化したMRのこと。基礎的な多くの医薬品を担当するMRはプライマリーMRと呼ばれる。

▶ 製薬会社のMRからの多様なキャリアパスのイメージ

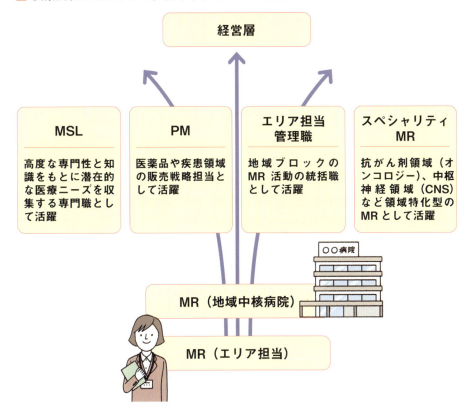

　また、「地域」を主戦場に評価を高めているMRも存在します。医療機関への訪問で培った信頼を糧に、地域の病院や診療所との間をつなぎ、**地域医療連携体制**に貢献することで評価されるMRも登場しています。

新薬発売時のみ増員　派遣型MRの活用も

　MRの形態も多様化しており、**コントラクトMR**と呼ばれる派遣型のMRを活用する傾向も強まっています。海外ではMRの1～3割程度がコントラクトMRともいわれています。日本ではまだ全体の1割程度ですが、人手が必要な新薬発売時などのプロジェクトごとに柔軟に対応できることから、今後も活用が広がることが見込まれています。

地域医療連携体制
医療の効率化と連続的な提供のため、病院、診療所、薬局、訪問看護など、地域の多様な医療機関による連携が求められている。

コントラクトMR
製薬会社の業務支援を目的としたCROと呼ばれる専門会社から派遣されるMRのこと。

Chapter3
07

製品販売戦略の担当者

プロダクトマネージャー（PM）の仕事

製品ごとや病気の領域ごとに販売戦略を担うのが、PM（プロダクトマネージャー）です。医薬品の売上を左右する重要な役割を担います。

プロマネは製品販売のかじ取り役

PM（プロダクトマネージャー）は「プロマネ」とも呼ばれ、一般的に医薬品ごとに配置されています。担当する医薬品の販売戦略を企画・立案し、実行するマーケティングの責任者です。

多くの競合薬があるなか、自社製品の採用を広げていかなければなりません。他社製品との違いを明らかにし、PRポイントを全国のMRにしっかりと伝えなければ、販売促進にはつながらない難しい業務です。

新薬の発売前から発売後の市場拡大までを担当

PMの仕事は新薬の発売前から始まります。

潜在患者の市場調査や治療上の新薬の優位性の分析を綿密に行い、数年後の市況を見据えた販売戦略を立案し、各方面への働きかけを展開しておくことが重要です。

ウェブや専門誌広告などを通した医薬品の情報提供、研究会・講演会活動、医薬品卸業の活用、他の製薬会社との共同販売（コ・プロモーション）、多様なMR活動など、さまざまな施策を検討します。製品の周知においては、その領域の著名な医師（KOL、ROL）の理解を得ることが非常に重要になるため、領域の専門医との関係強化もPMの重要な業務となっています。

また、医療関係者向けの情報提供だけではなく、販売する医薬品がかかわる疾患の理解を広く一般に周知することも大切です。こうした目的から、患者会の活動を支援する、疾患啓発の情報サイトを設置するなどの方法がとられることもあります。

新薬の発売後も、販売データや実際の医療現場での医薬品の使われ方、副作用の実態などを踏まえた情報提供を継続します。さ

競合薬
薬剤においても販売上のライバルとなる製品（医薬品）や治療法が存在する。直接比較が難しく、差異化がキーとなる。

コ・プロモーション
製薬会社同士の販売連携のこと。企業により特定の地域や診療科に強い・弱いなどの特徴があるため、販売連携を結ぶことがある。

KOL
キー・オピニオン・リーダーと呼ばれる、病気や治療の領域で影響力のある医師のこと。

ROL
リージョナル・オピニオン・リーダーと呼ばれる、地域単位で影響力を持つ医師のこと。

072

▶ PM（プロマネ）は新薬の販売戦略の司令塔

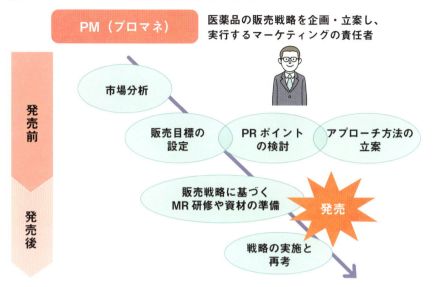

▶ 国内の主要製薬会社の海外販売比率の推移

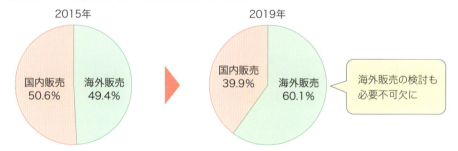

出典：各年度の国内の主要製薬会社12社の業績を集計

らに、**標準的な治療**に採用してもらうために、学会などへの働きかけも行っていく必要があります。

現在は、国内の製薬会社においても海外販売比率が高まっています。そのため、新薬の販売は海外の関連企業と連携しながら進めるグローバルな業務になっています。

標準的な治療
ガイドラインなどに位置付けられることで、多くの医師が原則的に適用する治療法のこと。

073

Chapter3

08

医薬品開発や治験の方向性を医療関係者と探る

メディカル・サイエンス・リエゾン（MSL）の仕事

MSLは、病気の治療や医薬品開発の方向性について、医師と医学的・科学的な見地から意見を交換し、医師の求める情報を提供する役割を果たします。近年、重要性が高まっている職種です。

存在感が高まるMSL、2010年代で約3倍に増加

MSL（メディカル・サイエンス・リエゾン）（P.62参照）は、医師のなかでも疾患分野で主導的な影響力を持っているKOL（キー・オピニオン・リーダー）（P.72参照）などに対して、医学的・科学的なエビデンスや高度な専門知識をもとに、医薬品の情報を提供する職種です。医療現場の第一線で活躍している医師とのディスカッションを通して現場のニーズを汲み上げることで、新薬の開発や既存製品の改良につなげる役割も担っています。

MSLは海外の製薬会社で確立されてきた職種です。日本では、外資系の製薬会社を中心に2000年代初頭から採用が広がり、2010年代にはMSLの数が約3倍に増加しました。近年ますます存在感が高まっている職種です。

医学的・科学的見地から医師と情報交換

MSLは、製品のプロモーションに直接かかわってはいけないことが日本製薬医学会のMSLの定義でも明確にされています。そのため、MRは営業部に所属するのに対し、MSLはMA（メディカルアフェアーズ）（P.62参照）と総称される医療の課題に関する情報収集・分析を行う部署に所属することが多くなっています。

製薬会社と医師の関係においては、販売促進の役割を併せ持つMRが情報提供を担うなかで、残念ながら利益供与が疑われる事象が生じていました。そうした反省をもとに、営業の役割と切り離したMSLの活用が進んでいる背景もあります。

いずれにしても、MSLには、医師と高いレベルでの意見交換ができる医学的・科学的な知識が求められる職種です。製薬会社の選りすぐりの社員が活躍する職種となっています。

利益供与
金銭などの利益提供を医師に行い、自社に都合のよい研究データの作成をしてもらったことが疑われる事件がたびたび起こっている。

074

▶ MSL、PM、MRの役割と業務の違いのイメージ

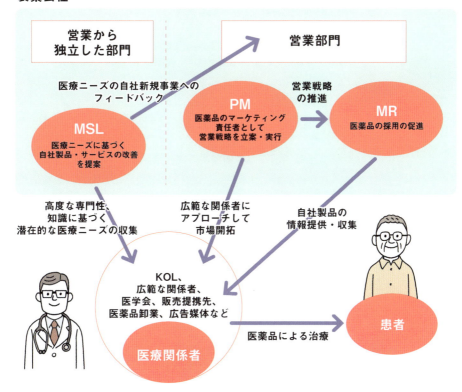

▶ 製薬会社1社あたりのMSL数の推移

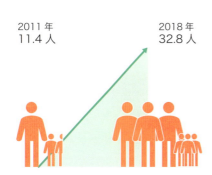

2011年 11.4人
2018年 32.8人

出典：日本製薬医学会調査結果より作成

MSLの活動
- 治験の支援・研究者主導の研究の会社窓口
- 市販後の臨床試験のサポート
- 未承認薬・既承認薬の適応外使用に関する情報提供
- MRでは回答が難しい科学的な情報の医療従事者への説明　など

MSL活用の背景
- 種類、作用機序、使用方法が複雑化した医薬品の質の高い情報提供の実現
- 医師などとのより高度な情報交換による医療ニーズの抽出
- MR活動の規制など医療関係者との接触が難しい現状への対応　など

Chapter3
09

医薬品の医薬情報の質を担保する

学術情報部門の仕事

学術情報部門は、製薬会社独特の事業部門です。適正な医薬品の使用にかかわる情報を届けるための縁の下の力持ちの役割を果たしています。

学術情報
製薬会社の医薬情報のチェック部門は業界内では「学術情報」と呼ばれている。近年は法令や自主基準のチェックを兼ねることが多い。

医薬品等適正広告基準
医薬品、医薬部外品、化粧品、医療機器および再生医療等製品は、適正使用が必要なため、広告方法や内容が制限されている。

自主ルール
日本製薬工業会が作成する大原則のコード・オブ・プラクティスのほか、「医療用医薬品製品情報概要等に関する作成要領」など、ルールは数多い。

医療用医薬品添付文書
医薬品医療機器法の規定に基づき、医薬品の製造販売業者が作成するもの。「インタビューフォーム」は、日本病院薬剤師会の要請により作成されている。

製薬会社の業務は情報提供業務でできている

製薬会社が医薬品を販売する際には、医薬品を適正に使用してもらうためのポイントや注意点などのさまざまな情報（医薬情報）が、紙媒体、ウェブ、動画や講演会などの形で提供されます。こうした製薬会社から発信する多種多様な情報を、医療関係者や患者に紹介する前に内容をチェックするのが学術情報部門の役割です。

適切に安全に医薬情報をチェックするシステム

製薬会社が提供する医薬に関する情報は膨大です。チェックするのは、薬機法（医薬品医療機器等法）（P.86参照）や医薬品等適正広告基準などの法律に基づくルールに沿っているか、また医薬品業界で設けられている自主ルール（日本製薬工業協会が策定している）に基づいているかなどです。さらに、日本病院薬剤師会などの要請に基づいて作成されている資料もあるため、そのルールに則って適切に作成されているかもチェックします。

そうした基本ルールとともに、医薬品業界の大原則である「科学的に適切な情報か」の確認も行います。グラフや文章を確認し、それが科学的に適切に作成されているかを、原典となる資料を調べてチェックします。

外部委員を交えて情報の信頼性を確認

情報の一部は社内の学術情報部門のほか、薬学や法学の有識者などの外部委員を交えた審査会でもチェックされ、情報の質を保つ体制が組まれています。

医薬品は適正に使用してもらうことで、有効性や安全性が確保される製品です。提供する情報の質を担保するしくみがあるから

076

▶ 製薬会社の医薬情報

情報発信活動
- プレスリリース
- 疾患啓発活動
- プロモーション資材（紙媒体、電子媒体、ポスター、プレゼンテーション用コンテンツなど）
- ソーシャル・メディア
- 講演会 など

守るべきルール
関連法規
業界の自主基準
科学的・客観的な情報

チェック

学術情報部門

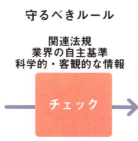

医薬情報の対象

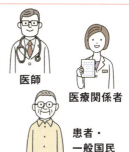

医師
医療関係者
患者・一般国民

▶ 新薬を発売する際に作成される情報提供ツール

法律で義務付けられているもの：
医療用医薬品添付文書（左ページ下参照）

医師向けの情報ツール：
医薬品の概要や使い方をまとめた冊子や情報サイト、医療関係者が患者に説明する際に活用する資料、新薬を知ってもらうための医療専門雑誌向けの広告

作成がルール化しているもの：
医薬品インタビューフォーム、医薬品製品情報概要、適正使用ガイドなど

MRが活動する際に使用する資料：
医薬品の説明用スライド、動画資料

こそ、MRなどの医薬情報の提供に携わるスタッフも安心して業務に臨めるようになっているのです。

 ONE POINT

学術情報部門のチェックが求められる背景

　製薬会社が用いる情報提供ツール（冊子やパワーポイントの説明資料など）は、販売を担当する部署の発案で作成されるものも多く、"製品を良く見せたい"思いが強く出過ぎたものも作成されます。そのため、医科学的に、また法的に正しい記載かどうかを確認する必要があるのです。
　実際に、医薬品の有効性ばかりを説明し、副作用の情報を数行で済ませた資料、有効性をより良く見せるためにグラフの差を大きく抜粋した資料、「他薬より○○」など比較試験を経ていない不確かな情報を載せた資料などが作成されたことが確認されています。製薬会社の社内審査の徹底が求められています。

Chapter3

10

厳格化する製薬会社の医療情報提供のルール

業界ルールから
国のガイドラインへ

MRを中心に行われてきた製薬会社による医療情報の提供ですが、近年はルールが厳格化し、MRの活動が制限されるようになっています。

医療関係者への情報提供のルールが厳格化

製薬会社から医療関係者への情報提供は、さまざまなルールが設けられています。以前から、製薬会社が加盟する業界団体である日本製薬工業協会が定めた各種の自主ルールがありましたが、2019年4月からは、より厳格な国の法律に基づくルールとして、「販売情報提供活動ガイドライン」が導入されました。

MRが口頭で行う情報提供や製薬会社から配られる資料に、効果をより良く見せるように図表を改変する、副作用の情報を十分に記載していない、または小さく控えめに記載する——などの不適切な事例が認められたことが規制強化の背景にあります。

「認められていない効果を吹聴する」（誇大広告）や、「薬剤に関する国の審査が報告される前の情報提供」（承認前の情報提供）は以前から薬機法で禁止されている事項です。

ガイドラインではさらに、医療用医薬品の情報提供は国の医薬品の審査過程で認められた情報に限ること、査読誌に掲載された科学的な検証を得た情報であること、資材に記載する図表などは出典を明記して原則的に変更を加えないこと——などが明文化され、製薬会社の情報提供活動のすべてを対象とすることがルール化されました。

さらに、MRなどが行う不適切な情報提供活動を、医療関係者が国に報告する「医療用医薬品の広告活動監視モニター制度」もスタートしています。

こうした情報提供のルールの厳格化を受け、製薬会社はMR中心の情報提供から、営業部から独立した立場で医療関係者と情報交換を行うMSL（P.74参照）やウェブサイトを活用した情報提供に力を入れるなど、軸足を移しています。

販売情報提供活動ガイドライン
医療用医薬品に関する製薬会社の情報提供の活動全般に関して規定するとともに、製薬会社の責務も規定されている。

査読誌
医師や研究者などが投稿論文の内容を事前にチェック（査読）した上で掲載される医療学術誌。

広告活動監視モニター制度
医療機関の医師などにモニターになってもらい、MRの説明や提供された資料などに問題があった場合に報告を受ける厚生労働省の事業である。

078

▶ 医療関係者への情報提供の法規制と自主規制

不適切な事例の多発

- 口頭で承認外の効果を説明する
- 効果が大きく見えるように図表を加工する
- 「論文化されていないアンケート結果」「著名な先生が発言した」など根拠の乏しい情報提供
- 副作用情報についての説明がない

販売情報提供活動ガイドライン

情報提供活動すべてを対象とし、不適切な情報提供の内容と製薬会社の法人としての責任を明記

【主なポイント】
① 販売情報提供活動監督部門の設置による販売情報提供活動の経営責任の明確化
② 審査・監督委員会による外部委員を交えた情報提供の適正化
③ 広告活動監視モニター制度などの不適正な事例の報告事業を実施

▶ 販売情報提供活動ガイドラインによる監視・指導の体制

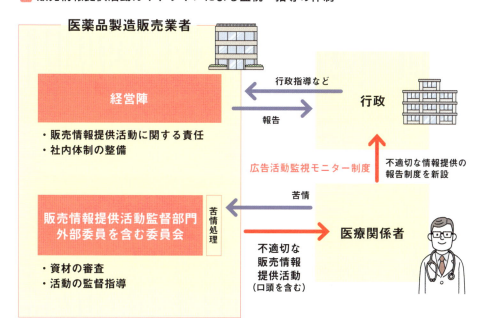

Chapter3

11

医薬品卸業 ①

医薬品の流通を支える医薬品卸業

医薬品卸業は、医薬品を全国各地の医療機関に、安全に安定して届けるための流通ネットワークを構築しています。

製薬会社と医療機関の間のBtoB事業

医薬品卸業のビジネスは、製薬会社の医薬品や医療機器メーカーの製品を仕入れ、全国の病院・診療所、保険薬局などに販売するBtoBの事業です。

医療用医薬品だけでも1万数千種、さらに医療機関で必要な医療機器や、衛生材料などを含めた関連製品を、全国津々浦々の約23万か所の病院・診療所、保険薬局などに届ける役割を担っています。医療関連の製品の大動脈といえるのが医薬品卸業の事業です。

事業再編により4大グループに集約

製薬会社などからの仕入れ（仕切価格）と、医療機関への納入価格の価格差が収益の基盤です。しかし、医薬品卸業はどの事業者も医療現場で必要とされる多種多様な医薬品をいつでも届けられる体制を整えていることが前提となります。そのため、他社との取り扱い製品による差別化が難しく、値下げ競争が起こりやすい構造でした。さらに、近年の国の医療費抑制政策により、薬価が切り下げられています。販売先の医療機関との納入価格の交渉も簡単ではなく、平均営業利益率が1％という厳しい事業環境が続いていました。

そうした背景もあり、業界内では事業再編が進み、1978年に615社あった日本医薬品卸売業連合会の会員数（本社数）は2020年3月末時点で71社まで減少しています。現在は、4大卸グループ（アルフレッサHD、スズケン、メディパルHD、東邦HD）が90％を超える市場シェアを占めるまでに至っています。

医薬品卸業
特別な管理や取り扱いが必要な医薬品を安定供給するため、専業的な流通業態が存在している。

薬価
医療保険内で医療機関から患者に提供される医薬品の価格は公定価格で決められている。そのため、一般的に薬価が下がると医療機関に納入する医薬品の価格（価格交渉で決まる）も下げられる。

4大卸グループ
医薬品卸業は事業の差別化が難しく、規模のメリット（対応医薬品数と価格交渉力）が働きやすい構造があった。M&Aによる再編を通し4大グループに集約されてきている（P.43参照）。

080

▶ 医薬品卸業の基本的な事業構造

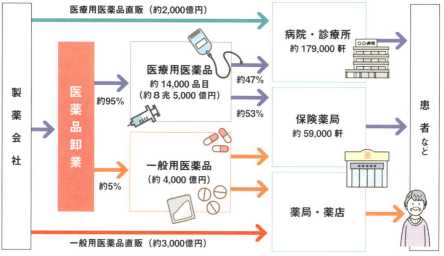

出典：日本医薬品卸売業連合会「医薬卸連ガイド2020年度版」より一部改変

▶ 事業環境の変化と対応策

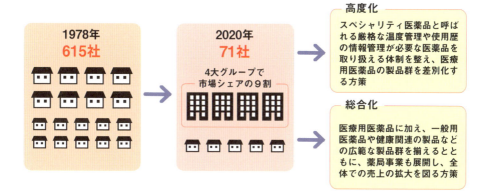

生き残りをかけ高度化、総合化へ

　厳しい市況のなか、医薬品卸各社は、スペシャリティ医薬品と呼ばれる厳格な温度管理などが必要な医薬品に対応できる体制をつくる「高度化」や、一般用医薬品や健康関連製品を幅広くそろえる「総合化」に生き残りの活路を求めています。取り扱い製品の差別化と、健康関連製品・サービスへの進出により、事業拡大が目指されています。

スペシャリティ医薬品
希少疾患用の医薬品や、近年の再生医療に使用する医薬品などのこと。特別な流通管理が必要となる。

第3章　医薬品業界の組織と仕事

081

Chapter3
12

医薬品卸業 ②

医薬品卸業の販売担当者（MS）

医薬品卸業では販売担当者（MS）と呼ばれるスタッフが活躍しています。さまざまな企業の多種多様な製品群と知識をもとに、医療機関への「販売」と「情報提供」を行っています。

医療機関に広範な医薬品情報を提供

　医薬品卸業の販売担当者はMS（マーケティング・スペシャリスト）と呼ばれています。MSは、医薬品や医療材料、医療機器など、医療にかかわるさまざまな企業の製品を仕入れ、病院やクリニック、保険薬局などの医療機関に販売する専門職です。製薬会社のMRが提供する医療情報は自社製品に限定されるのに対し、医薬品卸業のMSは多様な企業の一般用医薬品を含めた広範な製品群から、中立的な立場で、病院や薬局に合わせた医薬品の情報を提供できる特徴があります。

　業務はエリア単位で担当し、一般にMRよりも小規模な診療所や薬局まで、きめ細やかに訪問することが多くなっています。

医療関連製品のマーケティング支援も実施

　また、保険薬局に対しては、販売支援につながる情報提供も行うのが特徴です。例えば、季節ごとのインフルエンザ対策や花粉症対策などのマスクや消毒薬の製品群の提案、セルフメディケーションに資する健康食品やサプリメントなどの製品提案も行っています。薬局の販売増につながる総合的な製品提案を行い、取引先の信頼を勝ち取ることがMSの重要な役割です。

　こうした取引先の信頼をもとに、MSは医療機関や調剤薬局に対して自社が卸す製品の価格交渉も担当しています。

　MSとMRは医薬品の採用に向けて協力し合うパートナーになっています。MRから医薬品の情報提供を受ける、MSが日頃の営業活動で得た医薬品に関する情報を製薬会社のMRにフィードバックするなどの日常的な情報交換に加え、医薬品を説明するための医療機関での勉強会を共同開催することも行われています。

エリア単位
一般的にMRよりも多くの医療機関を担当し、地域の医薬品の動きに通じていることが多い。

セルフメディケーション
一般用医薬品やサプリメント、健康食品などを活用し、自分の健康を自身で管理し、軽い病気を予防・緩和すること。

総合的な製品提案
医薬品卸業はさまざまな企業の多様な製品群を扱うため、時期に応じた販売企画のアイデアや、セットで販売する製品を提案できる特徴がある。

勉強会
医療機関の各科や薬剤部などで製品紹介をする時間をとってもらえることがある。MR、MS両者にとって重要な営業機会となる。

082

医薬品卸業のMS業務と製薬会社のMR業務との違い

	所属	取扱製品	役割	情報提供内容
MS	医薬品卸業	医薬品をはじめとするさまざまな企業の医療関連製品	医療関連製品の販売、情報提供・収集、納入価格の交渉	中立的な立場からの製品提案、マーケティング支援策も提供する
MR	製薬会社	自社製品	自社製品の情報提供・収集	自社製品の医学的な有効性や安全性の情報提供

製薬会社のMRと連携しながら医薬品情報の提供や収集も行う

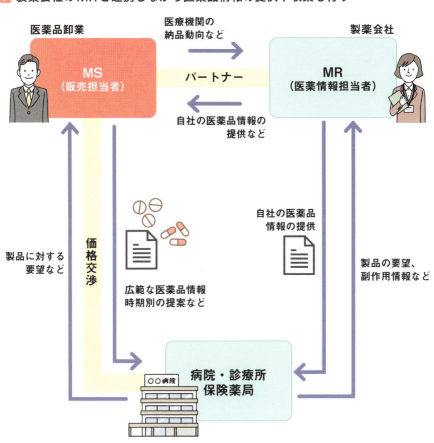

第3章 医薬品業界の組織と仕事

COLUMN 3

withコロナ、postコロナ時代のMR 活路は原点に

新型コロナで全面的な訪問規制

　製薬会社の花形として活動してきたMR（医薬情報担当者）。2020年初頭より世界を覆うコロナ禍は、製薬会社のMRの活動にも大きな影響を与えています。新型コロナウイルスの流行により、医療機関への訪問規制が強化され、多くの医療機関で「MRは訪問自粛」とされました。

　医療機関に訪問し、処方を行う医師や薬剤部長と面談の上、自社製品の採用につながる情報提供を行うのがMRの主要な活動でした。新型コロナウイルスによる訪問制限期間中、情報提供の機会を失ったMRからは、「本社の用意した研修で日々を過ごしている」「燻っている」などの声も聞かれました。

　とはいっても、「MRの訪問規制」はコロナ禍で始まったものではありません。以前から、医薬品情報の入手手段が多様化するなか、自社製品のPRに精を出す質の低い情報提供が繰り返されていたことなどを背景に、訪問規制が強化されていました。燻るMRの一方で、一部のMRから

は、医療関係者のオンライン対応が進み、ウェブ会議やメール、電子資料など、リモートツールの利点を生かした情報提供で「移動もなく効率的になった」との声も。どのようなビジネス環境下であっても、「医療機関の求める情報を的確に提供できるMRの役割は損なわれない」と感じさせられた期間でもありました。

オンライン＋ポイント面談が これからの時代の原則に

　製薬会社でも訪問に頼らない情報提供のあり方を模索し、オンラインやデジタルツールによる情報提供、問い合わせ対応など、力を入れてきています。今後のMR活動は、これまでどおり訪問面談主体ではなく、「デジタルでの情報提供＋ポイントで面談」といった潮流に大きく変化することになりそうです。

　新型コロナウイルスのパンデミックは、「これまで水面下で進展していたMR活動の変革を推し進める契機だった」と振り返ることになるのでは、と感じる今日この頃です。

第4章

医薬品業界の
法律と規制

医薬品業界は、制度ビジネスとも呼ばれるさまざまな
ルールがある業界です。安全に適正に使用してもらう
ため、また品質を保って安定供給するためのさまざま
なルールが法律に基づいて定められています。事業に
おいては各種の法律とルール、「規制当局」となる厚
生労働省の役割について理解することが大切です。

Chapter4 01

医薬品業界の法律と規制

開発、製造、流通、使用の
すべてのプロセスに規制あり

医薬品ビジネスでは、人の生命にかかわる製品（医薬品）を扱っています。
そのため、製品の開発から製造、流通、使用に至るまでの各段階に厳しい規
制やルールが定められています。

医薬品の製造販売には許可が必要

薬機法（医薬品医療機器等法）
正式名称は「医薬品、医療機器等の品質、有効性及び安全性の確保等に関する法律」。医薬品、医薬部外品、化粧品、医療機器などに関する運用を定めた法律であり、医薬品ビジネスが踏まえるべき基本法となる（P.90参照）。

医薬品は「薬機法（医薬品医療機器等法）」により、製造から流通、使用までの各段階で厳しい基準が定められています。国内での医薬品の製造販売は、厚生労働省などの規制当局の事業許可や承認を得ないと行うことができません。医薬品を製造販売するためには、大きく3点の許認可に関する規制当局の審査を受け、認められる必要があります。

3点の許認可を次に挙げます。①製造販売業許可：製品の販売に必要な許可。企業としての全般的な品質管理や安全管理に関する審査を行う。②製造業許可：製品の製造に必要な許可。製造所ごとの設備や製造工程・品質管理に関する審査を行う。③製造販売承認：製品ごとに承認が必要。有効性や安全性に関する審査を行う。

また、海外で製造を行う場合には、別途、外国製造業者認定が必要です。さらに流通・販売の段階では、医薬品卸業、薬局業について、それぞれ医薬品の種類ごとに体制要件、人材要件などが定められており、事業許可が必要です。

医薬品卸業
医薬品を専門に扱うB to Bの流通業のこと。製薬会社から医薬品を仕入れ、病院、保険薬局などの医療機関に販売している（P.80参照）。

医薬品の開発、製造・品質管理のさまざまな基準

事業としての許可と併せて、医薬品の開発や品質管理に関するさまざまな基準が定められています。開発の段階では、医薬品としての効果と安全性を確認する試験方法の手順があり、製造販売の段階では、品質管理や安全管理について守らなければならない各種の基準が定められています。

製造販売後調査
市場で販売を開始した医薬品について、実際の使用場面での有効性・安全性を確認するための調査のこと。

さらに医薬品は、「製品を出荷して終わり」ではありません。医薬品製造業者には、販売後も製造販売後調査と呼ばれる患者の使用データの収集と厚生労働省への報告が義務付けられています。

086

医薬品ビジネスにおけるさまざまな規制と製造販売に必要な許可

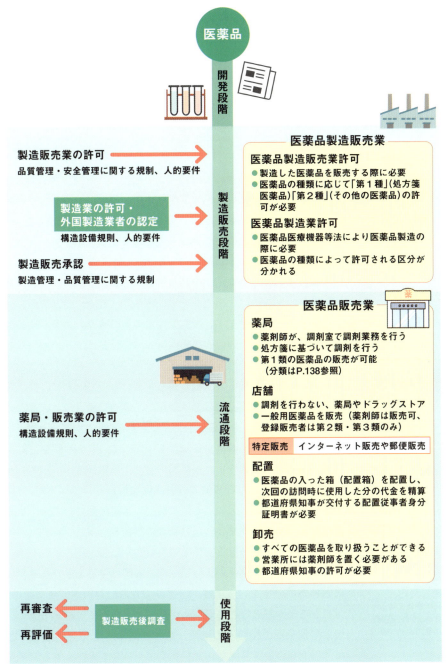

出典：日本製薬工業協会「製薬産業てきすとぶっく」(2018-2019) 1-3 新薬の研究開発・承認・製品販売後のプロセスより作成

Chapter4
02

医薬品の規制と振興を担う省庁と諸機関

薬事行政の中核省庁である厚生労働省

厚生労働省は薬事行政の中核的な省庁です。「規制当局」とも呼ばれますが、医薬品産業の振興の役割も担っています。

医薬品施策を担う省庁と諸機関

厚生労働省は、国民の生活の向上を目指し、医療や食品の安全性から、雇用や社会保障、年金制度まで、幅広い分野を扱う機関です。医療施策の全般を統括し、薬事行政においても重要な責務を担っています。医薬品にかかわるさまざまな規制やルールは法律に基づき、厚生労働省によって運用されています。

医療関連の総合的な施策を担っているのが医政局です。医薬品ビジネスの関連では、研究開発振興と生産・流通対策、薬価関係の施策を展開しています。厚生労働省の諮問機関の薬事・食品衛生審議会や、中央社会保険医療協議会（中医協）（P.100参照）などの会議での議論を経て施策の方向性を決める手順をとることから、こうした機関からの情報収集も重要になっています。製造販売が承認された医薬品の価格＝薬価は、厚生労働省の薬価算定組織の意見をもとに、中医協総会で了承されることで決定します。

医薬品ビジネスと直結する施策を展開しているのが厚生労働省の医薬・生活衛生局です。医薬品の治験、承認審査、市販後の安全対策を担い、独立行政法人医薬品医療機器総合機構（PMDA）が同局と連携して、医薬品や医療機器の治験段階での相談、承認審査および申請データの信頼性調査の実務を担っています。

医薬品ビジネスを行う上での規制ばかりに目が行きがちですが、厚生労働省は新薬開発の支援策や海外展開の推進などの産業振興策も担っています。近年は、日本発の画期的な新薬開発に向け、大きな市場や難病などの治療薬が限られた領域での医薬品開発支援と早期承認の枠組みの構築、バイオ医薬品やAIを活用した医療機器開発の支援事業など、医薬品ビジネスを後押しする施策も展開しています。

薬事行政
医薬品などに関して国が指導・管理する行政の担当部局や施策のこと。

諮問機関
行政庁からの諮問に応じて、外部の有識者や実務経験者が、政策の課題や方向性について議論し、意見を答申する審議会や委員会のこと。

薬事・食品衛生審議会
厚生労働省に設置されている審議会の1つであり、傘下の薬事分科会では医薬品などの製造の承認、再評価などに関する調査審議が行われる。

医薬品医療機器総合機構（PMDA）
厚生労働省と連携して医薬品などの健康被害救済、承認審査、安全対策の3つの役割を一体として行う公的機関。

▶ 新薬の承認審査フロー

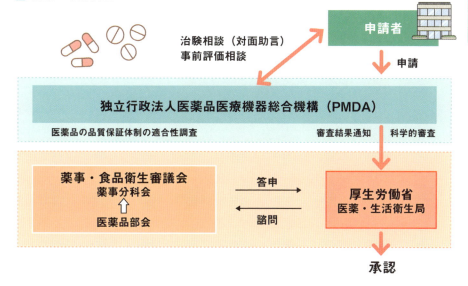

▶ 薬価算定時の関係機関と役割

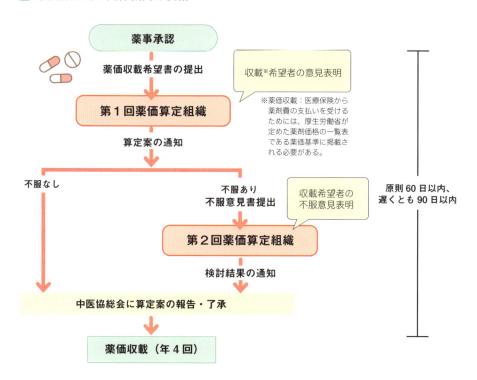

Chapter4
03

医薬品の承認から販売までを規制する法律

医薬品ビジネスの根拠法である薬機法

医薬品ビジネスは医薬品にかかわるさまざまな法律をベースに成り立っています。ビジネスの原則となっているのが「薬機法」です。

医薬品の承認から販売までを定める薬機法

薬機法（医薬品医療機器等法）は、医薬品や医療機器などに関する開発、承認、製造販売、流通、使用の各段階で規制の根拠法であり、医薬品ビジネスを展開する上での基本ルールや手続きを規定する法律となっています。

規定する内容は多岐にわたりますが、医薬品の定義、行政上の取り扱いによる医薬品の分類、安全面からの取り扱いによる医薬品の分類を定め、規制の内容が整理されています。

さらに、ビジネスを行う上で不可欠な製造販売業の種類と許可の内容、医薬品などを製造するための製造所の構造設備の基準、医薬品の承認審査の手続きと必要な要件などをまとめています。

医薬品や医療機器の適正な使用のために必要な情報提供の責務を定めているのも薬機法です。この規定に基づき、製薬会社が医薬品を販売する際に必須となる添付文書などの書類の作成義務が生じます。また、製薬会社による医薬品の広告活動に関する規制の内容もまとめられています。

医薬品の提供とは切り離せない医療関連法規

医療品の売上の約9割を占める医療用医薬品については、医師による処方を受け、保険薬局の薬剤師が調剤・服薬指導をして患者に提供されることが法律で定められています。

そのため、薬機法のほか、医療提供と安全確保の基本法である医療法、医療関係者の役割と義務が記された医師法、薬剤師法もかかわりの深い法律です。日本における医薬品ビジネスは医療保険制度を根幹とした事業であり、薬機法をはじめとするさまざまな関連法規への理解が不可欠なビジネスとなっています。

添付文書
医薬品、医療機器において、使用上の注意、仕様、その他の重要事項を記載した、医薬品の使用者や医師、薬剤師向けの書面のこと。

医療法
医療関係者の責務と役割、医療の安全を確保するために必要な事項、病院・診療所などの医療提供施設の要件などを整理している。

090

▶ 医薬品ビジネスにかかわる法律と規制

第4章 医薬品業界の法律と規制

薬 機 法（医薬品、医療機器等の品質、有効性及び安全性の確保等に関する法律）

医薬品や医療機器などに関する開発、承認、製造販売、流通、使用の各段階の規制の根拠法

医薬品の基本

医薬品の定義

医薬品の分類

製造販売許可の規定

製造販売承認

製造販売承認は、製造販売業者に対して、製造販売しようとする品目が医薬品として適切か否かの審査が行われ、その品目を製造する製造所において GMP（P.92 参照）基準への適合が確認された上で与えられる。

製造業の許可

医薬品の製造業の許可の区分は、次の5種類である。
① 生物学的製剤等区分
② 放射性医薬品区分
③ 無菌医薬品区分
④ 一般区分
⑤ 包装・表示・保管区分
製造業許可の有効期間は5年間である。

事業者の責務

製造販売業の許可

医薬品や医療機器および再生医療等製品の製造販売を業として行うには、都道府県知事からそれらの種類に応じた製造販売業の許可の取得が必要である。
製造販売業の許可には9種類がある。

医薬品などの安全対策

医薬品や医療機器または再生医療等製品の有効性および安全性に関する事項その他の情報を収集し、医薬関係者に対し、これを提供するよう努めなければならない。

医 療 法

医療提供と安全確保の基本法。
医薬品を提供する医療機関の要件と基本業務　など

医 師 法

医薬品を処方する
医師の役割と業務　など

薬 剤 師 法

医薬品の調剤・服薬指導を行う
薬剤師の役割と業務　など

Chapter4 04

医薬品の開発・製造販売における基準

厳しい基準をクリアして 医薬品の有効性と安全性を確保

医薬品の品質、有効性、安全性の確保のために、厚生労働省は承認審査、製造管理、品質管理、販売後の情報収集と安全管理といった、それぞれの段階でクリアすべき基準を設けています。

承認から使用までの段階別の規制と基準

研究開発を行った医薬品を市販するためには、規制当局による各種の許可を得る必要があります。日本では、医薬品の製造販売にかかわる国際的なルールを踏まえた各種の基準が、厚生労働省令により定められています。業界内では、海外での名称を踏まえたアルファベットの頭文字で通称されています。

承認審査段階では、医薬品の安全性に関する非臨床試験について、試験施設の構造設備と運営管理のハードとソフトの両面から、試験実施において守るべき基準（GLP省令）が設けられています。さらにヒトを対象とした臨床試験を実施する際に守るべき基準としてGCP省令が設けられています。被験者の安全確保を図りつつ、科学的な手続きにより結果の信頼性を確保することが求められています。

承認審査
非臨床試験と患者を対象とした臨床試験の結果をもとに承認審査が行われる。

医薬品の製造管理の原則「GMP基準」

医薬品の有効性や安全性が確認されても、それだけで医薬品を製造販売できるわけではありません。医薬品を製造する際は、ルールを守り、品質の良い優れた医薬品を、安定して製造する必要があります。こうした医薬品を製造するための要件をまとめたものが「医薬品及び医薬部外品の製造管理及び品質管理の基準に関する省令（GMP省令）」です。GMP省令では、原材料の入荷から製造、最終製品の出荷に至るすべての段階において、製品が安全に作られ、一定の品質が保たれるよう定められています。

さらに、医薬品の製造販売業の許可要件では、薬剤師である医薬品等総括製造販売責任者を設置し、品質管理の基準（GQP省令）と製造販売後の安全管理の基準（GVP省令）を守ることが

医薬品等総括製造販売責任者
医薬品の製造販売業許可を得るために配置が定められている人員で、品質管理と製造販売後の安全管理の責任者となる。

092

▶ 医薬品の開発・製造販売において守らなければならない法的な基準

医薬品の安全性に関する非臨床試験の実施の基準に関する省令 （GLP（Good Laboratory Practice）省令）	治験（臨床試験）の前に行われる動物などを対象とした非臨床試験を実施する際に守るべき基準をまとめたもの
医薬品の臨床試験の実施の基準に関する省令 （GCP（Good Clinical Practice）省令）	治験参加者の同意の手続きや安全性の確保、計画に基づく治験遂行など、医薬品の臨床試験実施の際に企業や医療機関が守るべき基準をまとめたもの
医薬品及び医薬部外品の製造管理及び品質管理の基準に関する省令 （GMP（Good Manufacturing Practice）省令）	品質の良い優れた医薬品を、安定して製造するための製造管理・品質管理の基準をまとめたもの
医薬品、医薬部外品、化粧品及び再生医療等製品の品質管理の基準に関する省令 （GQP（Good Quality Practice）省令）	製造販売業者が守るべき品質管理の基準をまとめたもの
医薬品、医薬部外品、化粧品、医療機器及び再生医療等製品の製造販売後安全管理の基準に関する省令 （GVP（Good Vigilance Practice）省令）	製造販売後の製品のリスク管理のための体制や、情報収集、分析、対策立案などの役割、市販直後調査の実施についての基準をまとめたもの
医薬品の製造販売後の調査及び試験の実施の基準に関する省令 （GPSP（Good Post-marketing Study Practice）省令）	製造販売後の付加的な調査や、当該医薬品使用にともなう試験を実施する際に求められる基準をまとめたもの

▶ 研究開発から販売後までのルールに基づいて行われる業務

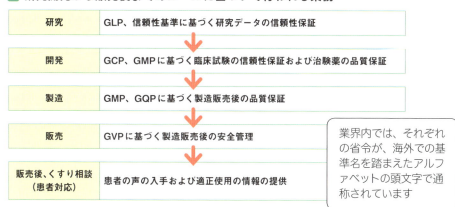

業界内では、それぞれの省令が、海外での基準名を踏まえたアルファベットの頭文字で通称されています

求められています。このように<mark>各段階で厳しい基準をクリアして、ようやく医薬品の製造販売が可能になります。</mark>

医薬品などの輸出入の世界標準

医薬品の販売では、原材料や最終製品の輸出入など、海外事業者とのやり取りが不可欠です。GMPは医薬品製造の品質管理の世界標準規格であり、製品や原材料の輸出入の基本基準ともなっています。

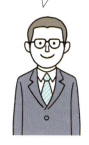

Chapter4
05

販売開始後も続く医薬品の検証

医薬品発売後の
情報収集と報告の義務

医薬品は販売開始後も医薬品使用の影響を調べる調査が義務付けられています。臨床試験中には判明していなかった効果や副作用の情報を収集する重要な活動となっています。

販売直後から始まる市販後調査

医薬品の開発においては、有効性や安全性を確認するための治験が行われます。しかし、治験は対象数や条件などが限定された環境下での試験であり、多種多様な背景を持つ患者への医薬品使用にともなう影響をすべて調べられるわけではありません。

それに対し、医薬品の販売後は、全国のさまざまな医療機関で使用されることとなり、使用患者の状況も治験時に比べて多様化します。そのため、治験段階では判明していなかった重篤な副作用などが発現することもあります。

こうした背景から販売後の調査が義務付けられています。医薬品GPMSP（医薬品の市販後調査の実施に関する省令）に基づき、市販後6か月に集中的に実施する「市販直後調査」、品質や有効性・安全性を調査する「使用成績調査」、小児、高齢者、腎機能障害患者、長期使用患者などの背景別に有効性や安全性を調査する「特定使用成績調査」、そして必要に応じた付加的な「製造販売後臨床試験」を行うことになります。

重篤な副作用
生命にかかわる重い副作用のこと。

医薬品GPMSP
「医薬品の再審査の申請のための市販後調査の実施に関する省令」のこと。厚生労働省令として発出されている。

収集した情報をもとに安全管理情報を発信

製造販売業者は、当該医薬品を使用する医療機関に対し、原則として納入開始後2か月間は、おおむね2週間以内に1回の頻度で協力依頼などを行うこととされています。製薬会社のMR（P.66参照）の重要な役割となっています。

とくに副作用の情報については随時、迅速に報告する副作用・感染症報告制度が設けられており、PMDA（P.88参照）を通じて全国の医療関係者に安全管理情報が発信されています。

▶ 医薬品の販売開始後に行われる各種調査・報告

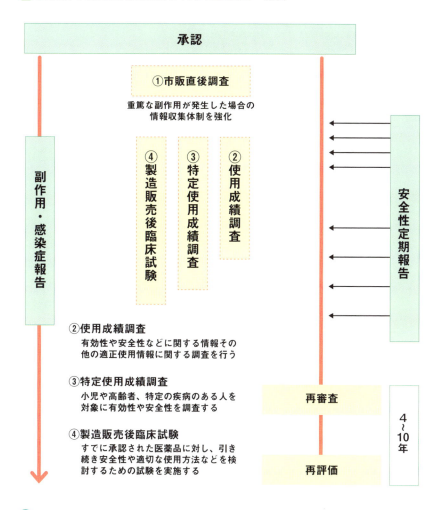

医薬品の承認は期限付きで再審査

　このようにして得られた情報は、医薬品の改善点、副作用、相互作用、使用上の注意などの形で、医薬品を使用している医師や開発部門にフィードバックされるとともに、国に報告され、医薬品の再審査・再評価などの資料となります。

　医薬品には再審査期間が設けられ、通常4～10年を目途に製造販売後の有効性や安全性などに関する調査報告をまとめ、再審査を受けることが義務付けられています。

再審査・再評価
実際に医療機関で使用したデータを集め、承認された効能・効果、安全性について、再度確認する制度。再審査は新薬が対象。再評価はすべての医薬品が対象となる。

Chapter4 06

国により異なる医薬品の承認・輸出入のルール

グローバル化の進展に応じた国際標準化の推進

医薬品業界のグローバル化が進み、国内の主要製薬会社の海外売上高比率は6割超となっています。承認や製造販売の手続きの標準化の動きも広がっています。

● 医薬品事業は国の垣根を超えた事業に

国内の主要製薬会社12社の2019年度決算データを集計した海外売上高比率は、前年度比6.4ポイント増の60.1%に達しました。一方で、海外の製薬会社の日本市場への参入もあり、医薬品業界のグローバル化が進展しています。医薬品や医療機器については、各国とも品質、有効性、安全性の確認のプロセスを取り入れていますが、申請手続きの違いが課題の1つとなっています。

そのため、医薬品の申請事務の効率化や迅速化を図る、申請手順の国際標準づくりも始まっています。

● 日米欧を中心に医薬品承認審査基準を標準化

医薬品規制調和国際会議（ICH）は、1990年に日米欧の医薬品規制当局が参加して設立されました。規制当局と医薬品業界の代表者が協働し、医薬品承認審査基準の合理化・標準化による新薬の各地域への早期提供と、重複する事務の効率化を目指す国際会議です。現在は30を超える国に活動が広がっています。

これまでの活動では、医療用語の共通化に向けたMedDRA（メドドラ）の統一、ICHで合意された医薬品承認申請資料のガイドラインに基づく新薬承認作成要領の運用、「国際共同治験の計画及びデザインに関する一般原則」の作成など、段階的な標準化が進められてきています。

近年の大型新薬は、治験の当初から複数の国で試験を実施する国際共同治験として計画されることが多くなっています。標準化により、1本の試験で早期に、異なる地域で、同時に承認される可能性が高まりました。また、国際的な有効性や安全性のエビデンスの共有につながると期待されています。

医薬品規制調和国際会議（ICH）
医薬品規制に関するガイドラインを科学的・技術的な観点から作成する、各国の医薬品規制当局が集まる会議。

MedDRA
ICHで合意された、英語をベースとした医学用語集。本邦では英語版に対応した日本語版が作成され、広く活用されている。

国際共同治験
複数の国や地域で同時に行われる治験のこと。

大型新薬
ブロックバスターとも呼ばれる。1年で1千億円以上の売上を上げる新薬のこと。2019年では、抗がん剤のヒュミラ（米国のアッヴィ）が約2.8兆円、血栓治療薬のエリキュース（米国のブリストル・マイヤーズスクイブ／ファイザー）が約1.4兆円で世界の売上トップ2。

▶ ICH（医薬品規制調和国際会議）の設立と参加国の拡大

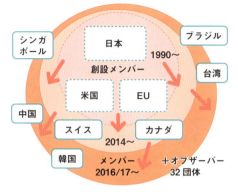

- 1990年に日米欧の医薬品規制当局・産業界が創設、2014年にカナダ、スイスの規制当局が参加
- 2015年にICH改革が行われ、各国の規制当局、国際的な業界団体に門戸を拡大
- 中国、韓国、シンガポール、ブラジル、台湾の規制当局などが新規メンバーとして参加

出典：PMDA ウェブサイト「ICH会合の結果について」を参考に作成

▶ 策定したガイドライン例（「国際共同治験の計画及びデザインに関する一般原則」）

試験方法や作成するデータのルールが標準化されている

- 評価項目の選択（とくに主要評価項目）
- 被験者の選択
- 地域の併合、属性別集団の併合に関する検討
- 統計解析計画（治験に参加するすべての地域と属性別集団からのデータに基づく治療効果の仮説検定、地域間の治療効果の一貫性評価を含む）
- 国際共同治験で使用する投与量の選択
- 症例数の設定（各地域への配分を含む）
- 情報の収集、取り扱い方法の標準化
- 対照薬の選択
- その他

↓

試験の成功

↓

参加各地域での承認申請が可能に

医薬品開発へのインパクト

- 革新的な治療が早期に、異なる地域で、同時に使用可能となる
- 臨床試験が、各地域で重複して実施される無駄が減る
- グローバルでの同時開発が優先して検討されることにつながり、国際的整合化も推進される
- 各地域・国におけるより良いエビデンスの収集につながる

Chapter4
07

添付文書などによる安全性情報の発信

薬害を防ぐための安全性情報の収集・提供システム

製薬会社は販売後も医薬品の副作用や不適切な使用による症例を収集しています。収集した情報は医薬品の添付文書に反映されるとともに、危急性のある副作用の情報は医療関係者に日々発信されています。

医薬品の副作用情報はPMDAに一元化

医薬品の製造販売業者は、薬機法の規定により、医薬品の有効性や安全性および品質など、医薬品の適正な使用のために必要な情報を収集し、医療関係者へ情報提供することが義務付けられています。また、医薬品や医療機器による副作用や感染症、不具合などによる健康被害の症例は、医療関係者が医療安全業務を担う独立行政法人医薬品医療機器総合機構（PMDA）（P.88参照）に報告することが義務付けられており、PMDAから医療関係者に情報提供されるシステムが構築されています。

情報の危急性に応じて関係者に注意喚起

PMDAでは、収集した情報を分析・検討し、必要に応じて厚生労働省と連携して、安全対策の周知を図ります。副作用などの注意喚起は、製薬会社のMRが、医療機関の医師や薬剤師などの医薬関係者に配布したり、迅速性や網羅性を考慮し、ダイレクトメール、ファックス、電子メールなどの手段を活用して情報提供されています。

また、PMDAからも、電子メールやウェブサイトを通じて医療関係者に情報提供されています。医薬品の安全性に関する注意喚起のうち、緊急に安全対策をとる必要があると判断された場合は、「緊急安全性情報（イエローレター）」「安全性速報（ブルーレター）」として逐次発信されています。

製薬会社はPMDAや厚生労働省と連携しながら、医薬品の市販後調査や国内外の症例報告、文献報告において得られた情報を収集・評価し、医薬品ごとの添付文書を必要に応じて逐次、最新の内容に改訂します。

緊急安全性情報
（イエローレター）
安全性速報
（ブルーレター）
書類の背景色により情報の危急性がひと目でわかるようにし、情報提供している。厚生労働省の配布指示を受け、製薬会社が資料を作成する。

▶ 医薬品の安全使用に向けた関係機関の情報の流れ

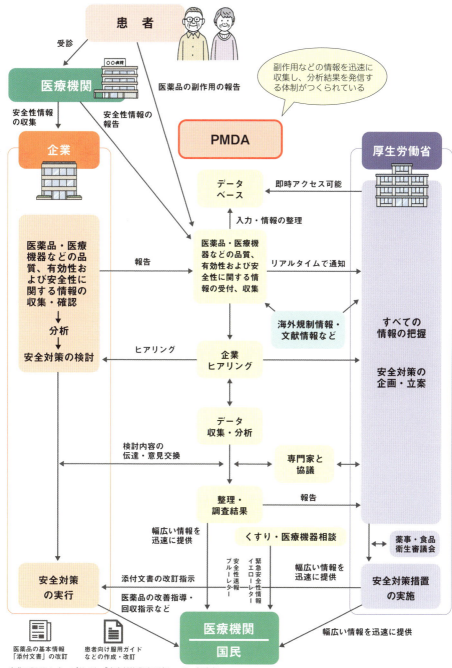

出典：PMDA ウェブサイト「安全対策業務の流れ」を一部改変

Chapter4
08

薬価を決めるしくみと手続き

厚生労働省が原案を作成して検討が進められる薬価

製薬会社の売上の9割を占める医療用医薬品は「公定薬価」です。事業者自身は医薬品の価格を決められず、一定のルールにより価格が決められています。

国の薬価基準で医療保険上の提供価格が決定

医師の処方により医療機関から提供されるのが、医療用医薬品です。公的医療保険が適用される医療用医薬品の提供価格は、国の薬価基準により、製品規格ごとに定められています。

薬価基準は、公的医療保険で使用できる医薬品を示した「品目表」と「価格表」の2つの役割を果たしています。自社製品でも、公的医療保険適用の医薬品として自由に価格を決められません。

薬価は新薬として国の承認を受けた際に、承認から原則60日以内、遅くとも90日以内に決められ、薬価収載となります。製薬会社から提出された資料などをもとに、厚生労働省が薬価原案を作成し、有識者による薬価算定組織で検討され、中央社会保険医療協議会（中医協）で了承されて決まります。

薬価の算定には一定のルールがあり、同様の効果・効能を持つ既存の医薬品（類似薬）の価格を参考に、医薬品の新規性、有用性、対象とする疾患の市場規模などを加味して決められます。類似薬がない場合は、開発にかかった費用を参考に薬価を算出する原価計算方式で薬価が決められます。

一定期間後に見直す「薬価改定」

薬価は一定期間を経ると、自由市場での販売価格（市場実勢価格）に合わせて調整されます。薬価改定は2年に一度、4月に行われてきましたが、2021年度より「中間年改定」が行われることになりました。毎年、薬価改定を行い、「市場実勢価格により近付けるため」というのがその趣旨ですが、製薬会社からは薬価引き下げにつながる措置であり、事業の見通しが立たなくなるという声も挙がっています。

公的医療保険
国民健康保険に代表される、国が運営にかかわる社会保険制度のこと。公的医療保険以外にも、保険会社が販売している民間医療保険＝健康保険がある。

薬価基準
薬価改定のたびに医薬品の剤形、分類コード、有効成分などとともに、薬価が記載された「薬価基準収載品目リスト」が作成される。

薬価収載
医療保険から薬剤費の支払いを受けるためには、厚生労働省が定めた薬剤価格の一覧表である薬価基準に掲載される必要がある。

中央社会保険医療協議会（中医協）
日本の健康保険制度や診療報酬の改定などについて審議する厚生労働大臣の諮問機関のこと。

新薬の薬価算定のしかた

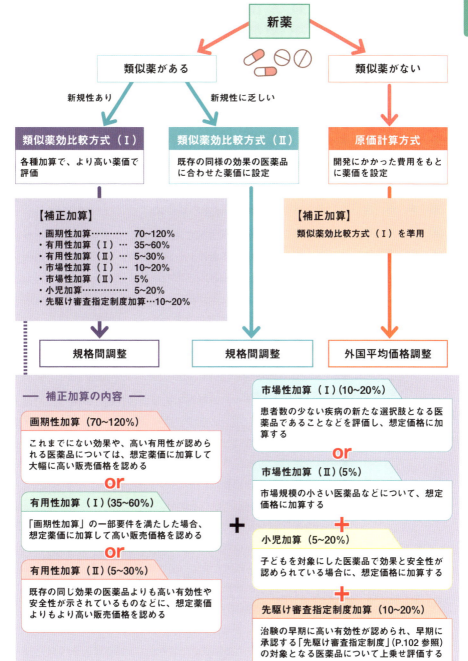

Chapter4

09

審査や承認のプロセスの規制緩和

優先審査・優先相談により
新薬を迅速に市場投入

医薬品ビジネスは規制や参入障壁などが高く、新たな医薬品や医療機器が生まれにくい事業環境でした。そうした状況を改善する規制緩和も進んできています。

新薬の優先審査で実用化を促進

　日本の医薬品開発では、欧米で使用が認められている医薬品や医療機器などが日本で承認されていない状態、いわゆる「ドラッグ・ラグ」「デバイス・ラグ」が問題となっていました。同様に、新たに有望な医薬品を開発しても、さらに審査に1～2年を要してしまう課題があり、患者のニーズに応える医薬品や医療機器などの医療現場への迅速な導入が求められていました。

　こうした課題に対し、希少疾患への効果や高い有効性が確認された医薬品には、承認のための優先審査や優先相談が受けられるなど、規制緩和措置がとられてきています。

希少疾患、高い有効性の医薬品を早期実用化

希少疾患
医療上の必要性が高いにもかかわらず、患者数が少ない疾患のこと。市場が見込めないことから医薬品開発が進みづらい環境であった。日本では、患者数が全国で5万人未満の疾患をいう。

　希少疾患用医薬品や医療機器の先駆け審査指定制度は、医療上の必要性が高いにもかかわらず、患者数が少なく研究開発が少ない医薬品や医療機器などの開発を支援する制度です。優先的な治験相談や審査の実施、申請手数料の減額、試験研究費への助成金交付、税制上の優遇措置などを行っています。

　2015年には、治験段階で高い有効性が確認できている医薬品や医療機器などを指定し、優先的に取り扱い、承認取得までの期間を短縮する「先駆け審査指定制度」が創設されました。これにより、これまで2年程度かかっていた総審査期間を、目標6か月とする優先審査などの優遇措置を受けることができます。

　2017年には、患者数が少ないなど、治験の対象者を集めるのが難しく、承認に必要な臨床試験の実施が難しい医薬品や医療機器の「条件付き早期承認制度」が導入され、製造販売後の有効性・安全性の再確認などを条件に、早期の承認が認められています。

▶ 医薬品の承認審査に関する優遇制度

通常		非臨床試験 → 臨床試験(・探索的試験・検証的試験) → 申請 → 審査(12か月) → 承認 → 再審査期間
優先審査	生命や健康に対する影響が非常に大きい疾患に対する有用性の高い医薬品を優先して審査し、早期の実用化を支援	非臨床試験 → 臨床試験(・探索的試験・検証的試験) → 申請 → 審査(9か月) → 承認 → 再審査期間
希少疾病用医薬品	優先審査の条件に加え、対象となる疾患の患者数が少なく、開発が難しい医薬品を費用面でも支援	非臨床試験 → 臨床試験(・探索的試験・検証的試験) → 申請 → 審査(9か月) → 承認 → 再審査期間(10年)　　※助成金交付・税制措置
条件付き早期承認制度	優先審査の条件に加え、対象となる疾患の患者数が少ないなど臨床試験の実施が難しい医薬品の早期実用化を支援	非臨床試験 → 臨床試験(・探索的試験) → 申請 → 審査(9か月) → 承認 → 再審査期間　　※承認条件による製造販売後調査
先駆け審査指定制度	新たな薬効で疾患を治療する医薬品で、高い有効性が認められるものの早期実用化を支援	非臨床試験 → 臨床試験(・探索的試験・検証的試験) → 申請 → 審査(6か月) → 承認 → 再審査期間(8~10年)　　※優先相談・事前評価

医療用アプリやAIを搭載する医療機器の承認の道

　薬機法改正により、医療用アプリやAI（人工知能）を用いた機器の医療機器承認審査制度が導入されました。糖尿病の血糖値管理アプリや禁煙をサポートする医療用アプリの提供、がんの画像検査時の見落とし防止機能を備えたAIを用いた検査などが保険適用される道がひらかれています。

Chapter4 10

創薬大国の実現へ

国際競争力向上へ 医薬品産業の支援策

日本の医薬品産業は世界規模のメガファーマに比べると規模が小さく、創薬力も後れをとっている現状があります。成長戦略の一環として、国を挙げての振興策も拡充されてきています。

メガファーマ
巨大製薬会社。スイスのロシュ、ノバルティス、米国のファイザー、英国のグラクソ・スミス・クラインなどが知られる。日本企業では武田薬品工業が世界売上9位（2019年データ）。

バイオ医薬品
遺伝子工学などの技術を応用し、微生物などを用いて生成した医薬品のこと。働く部位を絞り、副作用の少ない治療が期待されている。バイオシミラーは他社が開発したバイオ医薬品の後続品のこと。

患者レジストリ
特定の疾患を持つ患者の登録データベースのこと。レジストリの治験や治療法の介入試験が迅速に実施できる。

ビッグデータ
医薬品では疾患患者のさまざまなデータを解析することで、新たな治療薬の発見や有効性・安全性の確認に資すると考えられている。

📍 創薬大国へ　研究開発基盤の整備事業

　厚生労働省では、日本の医薬品産業について、より高い創薬力を持つ産業構造に転換させるため、「医薬品産業強化総合戦略」を見直し、革新的なバイオ医薬品などの研究開発支援、ベンチャー企業への支援、流通改善に向けた取り組みなどを進めています。これにより、開発した医薬品を海外市場にも展開する「創薬大国」の実現を目指す方針を打ち出しています。

　医薬品開発へのAIの活用により、画期的な医薬品の創出を目指す医薬品開発支援、がん、希少・難治性疾患、感染症、認知症などの疾患領域における臨床データ、患者レジストリの構築、日本の創薬環境の強みである国民皆保険制度のビッグデータの活用による新薬開発支援など、事業者や研究者が利用できる研究開発環境の整備を進めています。

　また、新たな技術や知見による創薬にも目を向け、医療系ベンチャーの創出に向けた人材支援と相談を受け付けるサポート事業、技術を持つ企業と大手製薬企業や投資家とのマッチング事業により、ベンチャー企業に不足する人材と資金をサポートしていきます。

　医薬品産業は、日本経済の成長戦略の一翼に位置付けられています。2014年からは、省庁の枠を超えた医療分野の研究開発などの司令塔として、内閣総理大臣、厚生労働大臣、関係閣僚から成る推進本部が設置され、革新的な医薬品や医療機器の研究開発に向け、研究開発環境の整備を目指す「医療研究開発確認基盤創設事業」、産官学連携による「創薬支援ネットワーク」の構築や「創薬等ライフサイエンス研究支援基盤事業」などが展開されています。AIやビッグデータを活用した日本発の世界的な医薬品創出プロジェクトが目指されています。

104

▶ 医薬品産業強化の総合戦略

1 日本発のシーズが生まれる研究開発環境の改善
- がん遺伝子情報のデータの利活用による研究開発基盤の構築
- 遺伝子情報を用いた個別化医療の推進
- 血液による超早期診断や免疫療法などへの戦略的開発予算の提供　など

2 薬事規制改革などを通じたコスト低減と効率性向上
- 有望な医薬品の早期承認に向けた制度拡充
- AIを利活用した医薬品開発の研究支援、医療とIT事業者のマッチング支援
- 新薬開発への健康保険データの利活用の基盤づくり　など

3 医薬品の生産性向上（バイオシミラーを含む）と製造インフラの整備
- 今後の新薬開発の中心となると予測されているバイオ医薬品（生物学的製剤）開発のための人材育成、製造技術、開発ノウハウの研修事業　など

4 適正な評価の環境・基盤整備
- 新たな技術を用いた医薬品の使用を広げるための治療ガイドラインの作成　など

5 日本発の医薬品の海外展開の推進
- 日本発の医薬品を海外で販売するための新薬承認プロセスの国際標準化の推進　など

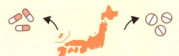

6 創薬業界の新陳代謝を促すグローバルなベンチャーの創出
- 経済産業省と連携した医療系ベンチャーの人材育成、資金確保、技術協力の推進
- 医療系ベンチャーのビジネス障壁となる規制緩和の推進　など

7 医療用医薬品の流通改善への一層の対応
- 医薬品流通の不明瞭な商慣行の適正化　など

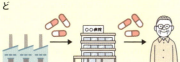

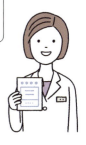

日本は国を挙げて創薬大国の実現に向けた支援を行っています

第4章　医薬品業界の法律と規制

105

COLUMN 4

特例ルールを適用
新型コロナで迅速承認

申請から3日間の特例承認

　本章で解説したように医薬品の販売承認には、薬機法をはじめとする法律と、それにともなう政省令により、さまざまな規制やクリアすべき手続きがあります。通常、医薬品の販売承認には、研究開発の着手から10年程度が必要といわれていますが、異例の決定がなされました。2020年5月7日、薬事・食品衛生審議会医薬品第二部会の審議の結果を踏まえ、「新型コロナウイルス（SARS-CoV-2）による感染症」への効能・効果として、ギリアド・サイエンシズが承認申請していた「ベクルリー点滴静注液・点滴静注用」（一般名：レムデシビル）を特例承認しました。

　承認申請から3日間というわずかな期間で、米国などの海外の治験結果を根拠とした異例の早期承認となります。特例承認は「医薬品医療機器等法」の第14条の3第1項に定められた、①疾病のまん延防止等のために緊急の使用が必要、②当該医薬品の使用以外に適切な方法が無い、

③海外で販売等が認められている――の要件を満たす医薬品が要件となっています。今回は、治療方法が確立されていない新型コロナの流行下での特例承認と説明されています。2020年来、世界を覆うコロナ禍での迅速な措置ではありますが、日本人への投与例が限られ、その効果や投与後の長期的な影響もわからないなかでの承認はまさに異例です。

求められる慎重な使用判断

　危急の措置という政治判断も多いに影響していると考えられますが、多数の患者や人種、疾患などの状態を踏まえて治験を行い、その有効性と安全性を検証した上で薬剤の販売承認を行うのが、エビデンスに基づく医療の基本ルールです。現行の薬事承認事務に時間を要しすぎるとの意見はもっともですが、拙速な販売承認にはリスクがともないます。

　実際の治療にあたっては承認の付加条件とされた、投与が適切と判断される症例に限定し、患者や家族の同意を得ること――を踏まえた慎重な使用が求められています。

第5章

新薬開発の流れ

製薬会社の事業の要となる新薬開発ですが、その誕生までには長く険しい道のりが待ち受けています。新薬の候補物質の発見から発売までに10年以上の期間がかかるともいわれる新薬開発の流れと必要な手続きを振り返ってみましょう。新たな治療の選択肢となる「アプリで治療」の薬事承認の道もひらかれています。

Chapter5
01

新薬開発1剤15年1千億円超も

医薬品承認・販売に至る長く険しい道

新薬が誕生するまでには、10年以上の時間と、1剤1千億円ともいわれる莫大な開発費を要します。研究開発、治験、承認審査のプロセスを経て、ようやく私たちが使用できる医薬品が誕生します。

新薬開発の3つのステージ

新薬開発は、一般的に3つのステージに分けられます。

最初のステージの「基礎研究」では、通常2～3年かけて新薬の候補物質を見つけ出し、その可能性を精査します。次のステージでは、3～5年かけて「非臨床試験」を実施し、動物やヒトの細胞などを用いた実験を通して、医薬品の有効性や安全性を研究します。

こうして長い期間を経て選別された医薬品が、ようやくヒトを対象とした「臨床試験」（治験）と呼ばれるステージにのぼります。臨床試験では、医薬品の体内での働きや作用、それにともなう効果、副作用などを研究します。期間は3～7年、場合によってはそれ以上かかることもあります。

開発後の承認審査も　開発費は1剤1千億円

開発した医薬品は、国の承認審査を経てようやく販売が可能になります。この間に要する時間は、最初の候補物質の抽出から数えて9～16年、販売に至る確率は、約25,000分の1（日本製薬工業協会調べ）ともいわれています。

新薬の開発費は1剤約1千億円ともされており、膨大な時間と労力を経て新薬が創出されることとなります。

74社で新有効成分の承認は年30件程度！

それでは、どれだけの新薬が毎年誕生しているのでしょうか。厚生労働省のデータでは、新医薬品の承認は年100件前後で推移しています。しかし、この承認数は既存薬の新たな投与方法（剤形）や対象疾患の追加、既存の成分を用いた後発医薬品や診断用

臨床試験（治験）

ヒトを対象にした医薬品や手術などの治療の試験のこと。一方で非臨床試験は、動物試験や研究所での細胞を用いた試験などのこと。

日本製薬工業協会（製薬協）

研究開発志向型とされる業界団体。薬機法上の医薬品製薬販売業の許可を持つ会社数は約1,100社あるが、すべての会社が医療用医薬品の新薬の開発力を有するわけではない。新薬をコンスタントに生み出せる企業が製薬協に加盟している。

新医薬品

新たに承認された医薬品の法律用語。治療にかかわる有効成分のほか、分量、用量、用法、効能、効果などが既存品と明らかに異なる場合が対象となる。

108

新薬誕生までの長い道のり

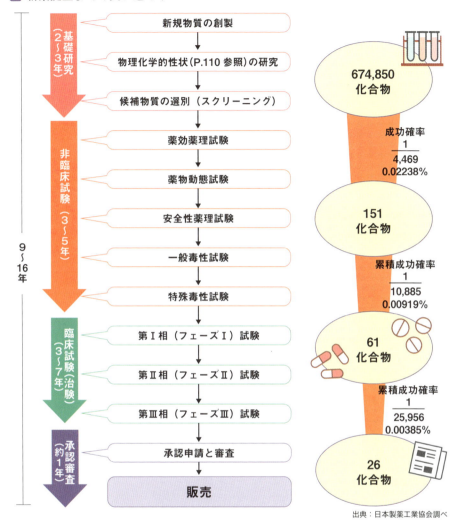

出典：日本製薬工業協会調べ

医薬品などを含む数です。新たに開発した有効成分（**新有効成分**）で承認された新薬は、年平均30件程度となっています。

新薬の開発基盤を持つ日本製薬工業協会加盟社は74社（2021年4月1日現在）。<mark>こうした会社が膨大な予算と人員をかけても年間1つの新たな有効成分を持つ医薬品を生み出すことができるかどうかというのが現状です</mark>。新薬誕生とは、これほどまでに困難なことなのです。

新有効成分
新医薬品のうち治療にかかわる有効成分に新規性が認められた医薬品のこと。

Chapter5
02

新薬開発のプロセス ①　基礎研究

発見、生成、スクリーニングにより薬剤としての可能性を探求

新薬開発のはじめのステージとなるのが、候補物質を抽出して医薬品としての可能性を探求する「基礎研究」です。膨大な数の候補物質からスクリーニング（絞り込み）を行うプロセスです。

スタートは経験知に基づく発見（気づき）から

　新薬開発は、医薬品としての効果を持つ可能性のある新しい物質（成分）の発見や化学合成の研究からスタートします。

　医薬品の源流は、植物や動物、鉱物などから薬効のある天然物質を見つけ出す試みともいわれています。こうした天然物質から薬効の見込める成分を探すことが、長らく新薬開発の基礎研究の中心でした。過去を振り返れば、人類の歴史のなかでの試行錯誤の経験知として、ケシの実から鎮痛剤として活用されるモルヒネが生成され、アオカビから人類史を変えた医薬品の１つとして知られる抗菌薬のペニシリンが生成されています。

抽出した成分を改良して医薬品の薬剤に

　ベースとなる成分が見つかると、その成分を分析し、どのような効果を持つ物質かを確かめる「物理化学的性状」の研究を繰り返します。その際に、候補物質の有効性や安全性をより高め、より効果的なものとするために、物質の構造を化学的に変える研究も行われます。

　医薬品が効き目を発揮するために標的とするのは、多くの場合、体内にあるたんぱく質です。この標的たんぱく質により効果的に働くよう成分の構造を改良していきます。

　このように、効果が見込める成分を抽出し、ふるいにかけ、成分の構造を調整しながら新薬のターゲットとなる物質を絞り込んでいくプロセスが、基礎研究の柱となるスクリーニングです。

近年は疾患から逆算した化学合成が主流に

　天然物質から医薬品の候補物質を探索する方法に対して、近年

モルヒネ
がんの緩和医療として使用される脳神経に作用する鎮痛薬。医療用麻薬に分類され、人類最古の医薬品の１つともいわれる。

ペニシリン
世界初の抗生物質。感染症治療の画期的な医薬品であり、肺炎や敗血症、破傷風などの治療に使用され、世界で最も多くの人を救った医薬品ともいわれる。

物理化学的性状
化学物質の性質を科学的に検証したもの。医薬品がヒトに使用される前に、どのような構造を持ち、生物に取り入れられた際にどのように移動し、排出されるかを調べる各種の試験が行われる。

110

▶ 新薬開発の基礎研究プロセス

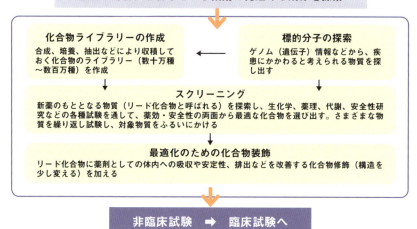

▶ 近年主流となっている"逆算""合成"型の開発方法

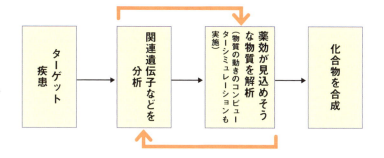

　は、疾患に特有の物質の動きを調べ上げ、その働きを阻害したり、促進させたりする物質を化学的に合成する手法が開発され、主流になっています。また、DNAの分析によるゲノム情報も活用されています。

　製薬会社は膨大な数の化合物を集めた化合物ライブラリーを保有しています。常に最新の疾患研究を追いながら、効果の見込めそうな化合物の情報があれば、コンピューターによるシミュレーションを行い、新薬として生成の見込みのある候補物質を洗い出すスクリーニングを行っています。

Chapter5
03

新薬開発のプロセス ②　非臨床試験

臨床試験の前に安全性を確認する細胞や動物に対する検査

新薬の研究開発の次のステージとなるのが、動物やヒトの細胞を用いて薬効薬理作用、生体内での動態や有害な作用などを調べる非臨床試験です。まずはヒトによる臨床試験の前に安全性を確認します。

動物やヒト由来の細胞や組織で新薬を評価

　医薬品には、目的とする疾患治療や改善の作用とともに、さまざまな副次的な作用が生じます。そのため、ヒトに医薬品投与を行う前に必ず実施しなければならないのが非臨床試験と呼ばれる動物やヒト由来の細胞や組織を用いた試験です。

医薬品の働きや安全性を確認

　非臨床試験は、「薬理学的試験」「薬物動態試験」「毒性試験」と呼ばれる試験を中心に実施します。

　「薬理学的試験」では、ヒトの体組織などを用いて、期待する効力を裏付ける試験や、投与量に応じた変化を調べる試験管内試験を行います。

　「薬物動態試験」では、動物の体内で医薬品の有効成分がどのように吸収され、目的の部位に届けられるか、また代謝と呼ばれる生体内での物質の合成や分解などの化学反応、体外への排出の動きなどを調べます。

　「毒性試験」では、ヒトの体組織や動物を用いて、短期や長期のさまざまな影響、発がん性、胎児への影響などを調べます。

　こうした非臨床試験についての各種ルールと承認申請時に必要なデータ類は国の基準（GLP省令）にまとめられています。

非臨床試験の限界も　最終ステップは臨床試験

　非臨床試験では、生体内での薬効成分の働きについて、ヒトに近い哺乳類のマウスやラット、サルなどの動物実験が重要な所見を提供してくれます。しかし、目的とする病態に近い病態モデル動物を用いるなど、さまざまな知見が積み重ねられているものの、

ヒト由来の細胞
細胞の組織片を用いたり、iPS細胞による組織培養材が活用されている。

試験管内試験
非臨床試験における試験管内試験は*in vitro*と称される。対応するのは動物の生体内試験でこちらは*in vivo*と称される。

GLP省令
「医薬品の安全性に関する非臨床試験の実施の基準に関する省令」のこと。試験施設ごとのGLP適合性調査もある（P.93参照）。

病態モデル動物
非臨床試験で治療の実験に用いるヒトの疾患ごとの特徴を再現した動物のこと。例えば、糖尿病肥満マウスや脳梗塞モデルマウスなどがあり、貴重な示唆を与えてくれている。

112

▶ 非臨床試験の種類

非臨床試験

| ヒトや動物の細胞で確認 (*in vitro* 試験) | ⇔ | 動物の生体内で確認 (*in vivo* 試験) |

薬理学的試験
・薬効薬理試験
・安全性薬理試験

薬物動態試験

毒性試験

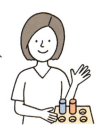

> 動物や細胞を用いて安全性や薬効成分の働きを調べ、万全を期してヒトを対象にした試験が行われます

ヒト体内の、その疾患を持つヒトならではの薬効成分の働きを完全に反映できるわけではありません。そのため、==新薬開発の最終段階として、慎重を期しながらヒトに対する臨床試験のステージが設けられています==。

 ONE POINT

病態モデルとiPS細胞

　非臨床試験において重要なのが、ヒトに近い薬物動態を持つ、さらに目的とする疾患に近い病態を持つ実験動物（病態モデル動物など）を確保することであり、医薬品の基礎研究の一大テーマにもなっています。それでも、動物の種差を超えた医薬品の生体内での働きは予測しづらく、ヒトへの安全な臨床試験実施のための大きな課題の1つとなっています。近年は、iPS細胞を用いた疾患患者のターゲット組織の培養方法も考案され、臨床での使用と近似性の高い非臨床試験の可能性が広がってきています。

Chapter5
04

新薬開発のプロセス③　臨床試験（治験）

新薬開発の最終段階である
ヒトを対象とした試験

新薬開発の最終段階となるのが、ヒトを対象とした医薬品の臨床試験（治験）です。効果の有効性と安全性の慎重な検証のため、3段階の試験が設定されています。

臨床試験は3段階　少数の健康な人から

臨床試験（治験）には、3つの段階があります。

「第Ⅰ相試験」では、少数の健康な人の協力を得て、副作用などの安全性と、医薬品の有効成分がヒトの生体内で実際にどのように働き、排出されるかを確認します。

「第Ⅱ相試験」では、対象とする疾患患者の協力を得て、有効性と安全性のバランスがとれた投与量を探る試験を実施します。どのような医薬品でも、多量に摂取すれば副作用が生じる可能性が高くなります。そのため、適正な用量と用法を定めていくのがこの試験です。

「第Ⅲ相試験」では、多くの疾患患者に参加してもらい、プラセボと呼ばれる偽薬群と医薬品投与群の比較や、既存の治療法との比較を通して新薬が本当に意義あるものなのかが検討されます。医薬品の有効性や安全性について確認する承認審査前の最終試験となります。必要な患者数は、対象疾患などにより異なりますが、1,000以上の症例が必要となることもあります。

適正な臨床試験のための守るべきルール

臨床試験に関する基準は、国が定めた「医薬品の臨床試験の実施の基準に関する省令」（GCP省令）というルールにまとめられています。

臨床試験（治験）実施計画の国への届け出、臨床試験（治験）に参加する医療機関や外部委員を交えた治験審査委員会での計画の適正についての検討と実施状況の確認、重大な副作用の報告と必要に応じた治験計画の見直し、臨床試験（治験）の実施状況のモニタリングと円滑な進行の確認などが定められています。

GCP省令
治験を適正に安全性に配慮して実施するためのルールがまとめられている（P.93参照）。

治験審査委員会
治験実施機関となる医療機関が設置し、治験が科学的・倫理的に正しく実施できるかを審査する委員会のこと。医薬品開発に携わる医師、製薬会社などから独立した第三者機関として設置され、患者の人権保護と安全確保の観点から治験計画の審議を行う。

臨床試験の3段階のフェーズ

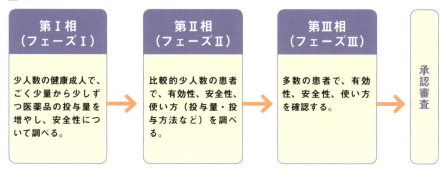

治験を実施するために必要な体制とルール

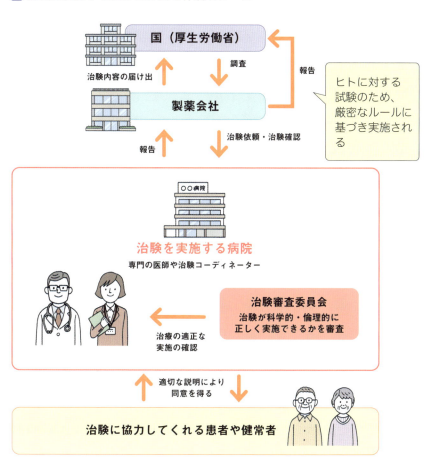

Chapter5 05

新薬開発のプロセス ④　承認審査

有効性や安全性の審査と薬価決定を経て販売開始へ

臨床試験（治験）を通して有効性や安全性が確認された新薬は、厚生労働省の製造販売承認審査、薬価基準収載を経て、ようやく公的医療保険適用の医薬品として販売が可能になります。

製造販売の承認を受けて発売可能に

医薬品の製造販売にあたっては、企業は厚生労働大臣に承認申請を行い、認められなければなりません。これまでの非臨床試験と臨床試験（治験）で収集・分析したさまざまなデータをもとに、有効性や安全性などの審査が行われます。承認審査の実務は、独立行政法人医薬品医療機器総合機構（PMDA）が担っています。実際には、治験計画の検討時からPMDAとの事前相談を行い、臨床試験の実施方法や申請に必要な情報を調整しながら、最終的な承認申請の審査が実施されます。

PMDAの審査報告を受け、厚生労働大臣の諮問機関である薬事・食品衛生審議会（P.88参照）で議論され、審査を通過することで最終的な製造販売承認が得られます。

製造販売承認を受け薬価基準収載へ

製造販売承認だけでは公的医療保険は適用されません。承認を得たあと、さらに製薬会社が薬価基準収載の申請を行い、中央社会保険医療協議会（中医協）が医薬品の公定価格である薬価を決定する流れとなります。

候補物質選定から10年超で誕生する新薬

承認審査の期間は一般的に約1年とされていますが、それ以上かかることもあります。また、治験段階では判明していなかった副作用が生じる場合もあり、販売後の副作用情報の収集や、通常は承認8年後に行われる再審査も必要になります。また、医薬品によっては、販売後の医療現場での投与患者の経過報告を義務付ける「第Ⅳ相試験」を条件として承認されるケースもあります。

医薬品医療機器総合機構（PMDA）
厚生労働省と連携して医薬品などの健康被害救済、承認審査、安全対策の３つの役割を一体として行う公的機関。承認審査の実務を一貫して担っている。

薬価基準収載
医療保険から薬剤費の支払いを受けるためには、厚生労働省が定めた薬剤価格の一覧表である薬価基準に掲載される必要がある。医薬品の製造販売承認と別の手続きとなり、販売承認後に製薬会社が申請し、保険請求における薬価が決定される。

中央社会保険医療協議会（中医協）
日本の医療保険制度や診療報酬の改定などについて審議する厚生労働大臣の諮問機関のこと。医薬品に関連する診療報酬や薬価についての議論もこの場で実施される。

▶ 新薬の承認申請の流れ

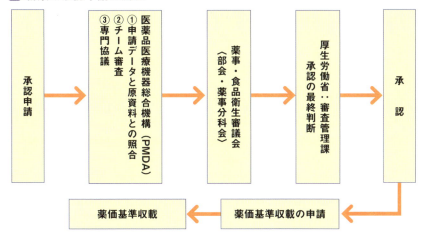

▶ 申請から承認まで約1年の期間が必要

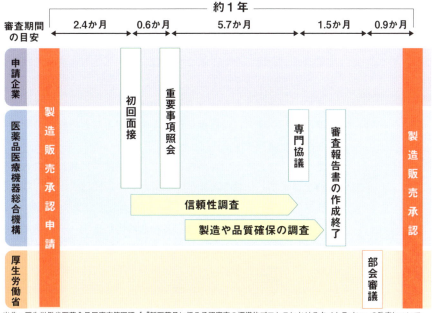

出典：厚生労働省医薬食品局審査管理課「『新医薬品に係る承認審査の標準的プロセスにおけるタイムライン』の改定について」（平成27年1月30日）より一部改変

　このように10年以上ともいわれる長期のプロセス（P.109参照）を経て、開発した医薬品の販売が開始されます。新薬1剤の誕生がいかに大変なことなのか、ご理解いただけることでしょう。

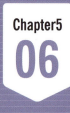

ワクチンも医薬品の一種

大規模治験の大きな壁がある ワクチン開発

ワクチンも医薬品の一種です。他の医薬品と同様に承認を受けなければ販売ができません。承認手続きの基本は同じですが、"病気にならないこと"を証明する難しさがあります。

ワクチンも承認手続きの基本は同じ

ワクチンも他の医療用医薬品と同様に、製造・販売する製薬会社が作成した資料をもとに、有効性、安全性および品質が審査されます。研究開発による新薬の候補物質の発見とスクリーニング、動物実験などの非臨床試験による有効性や毒性の評価、その後に臨床試験を経て、その結果をもとに承認審査が行われます。

ワクチン
ウイルスや細菌などに対する免疫を生成し、感染症の予防や重症化予防を図ることを目的とした医薬品のこと。

予防効果を示すためには大規模治験が不可欠

ワクチン開発の難しさには、健康な人を対象に治験を実施し、感染症が「発症しないこと」または「発症しても重症化しないこと」を科学的に示すことがあります。

まず、健康な人を対象とするため、臨床試験において安全性の懸念が生じた場合は、即座に試験を中止するなどの特段の安全性への配慮が必要です。

さらに、ワクチンの有効性を示すことが非常に難しいことが知られています。一般の医薬品では、治験の規模は1千人程度あれば科学的な検証が可能とされているのに対し、ワクチン開発では、数千人から数万人の対象者が必要とされています。一般的な治療薬では、患者の「疾患による症状の改善」を、治療群と非治療群に分けて比較できます。一方、ワクチンでは、非治療群でも一部の人しか感染・発症しないため、医薬品による発症予防や重症化予防の効果を実証するには大きな規模が必要となります。

科学的に示す
一般に、実際に医薬品を用いる集団と、プラセボと呼ばれる偽薬を用いる集団に分け、両集団の治療や予防の効果と安全性の結果の差を統計的に分析する手法がとられる。

そのため、ワクチン開発においては、承認されて使用されるようになったあとの追跡調査が、実質的な「第Ⅳ相試験」ともいわれ、重視されています。医療現場で実際に使用したデータをもとに、その予防効果や副作用との兼ね合いが検証されます。

一般的な医薬品の臨床試験の場合

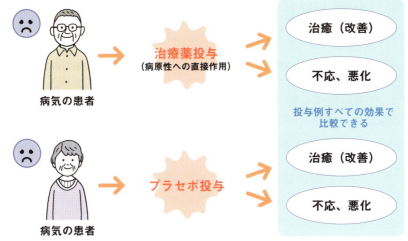

ワクチンの臨床試験の場合

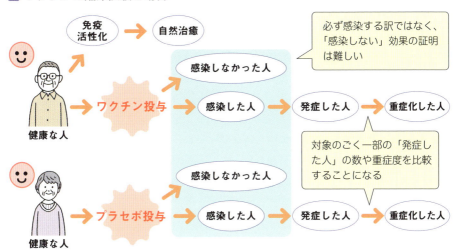

病原性を持つウイルスを扱う難しさ

　また、毒化、非活性化したウイルスを活用したワクチンなどでは、研究開発や製造においても、弱病原性を持ったウイルスを扱うことがあるため、安全管理の徹底が求められます。販売開始後も**製造ロット**ごとの抜き取り検査が必要とされるなど、厳しい安全性の確保策がとられています。

製造ロット
同じ条件で製造される製品の製造数量や出荷数量の"最小単位"のこと。ワクチンの場合は原則的に全ロットの製品の品質チェックが行われることとなる。

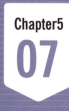

Chapter5 07

医薬品の有効性と安全性の確認の柱

治験業務をサポートする外部の専門事業者

医薬品の有効性と安全性を確認する最も重要な試験が、ヒトを対象とした臨床試験（治験）です。該当する疾患の被験者を集めるため、また適正な治験の実施のため、専門事業者が活躍しています。

治験業務をサポートするCRO（受託臨床試験機関）

治験の第Ⅰ相試験では数十人、第Ⅲ相試験では該当する疾患を持つ患者を少なくとも数百人集めることが必要といわれています。治験の業務はこうした被験者の募集に始まり、同意取得の補助、スケジュールの管理、被験者へのフォロー、厚生労働省への報告書作成の補助など、さまざまな作業が発生します。

治験を適正に運用し、技術的な失敗のリスクとコストを低減するため、新薬開発のなかでもとくに時間とコストがかかる治験業務だけを外部機関に委託（アウトソーシング）することが一般的になりました。この業務を受託し、製薬会社の業務効率化の一端を担っているのが、CRO（受託臨床試験機関）やSMO（治験施設支援機関）です。CROは、治験を実施する医療機関の選定、治験の計画作成、スケジュールと作業管理、治療データの取りまとめなどの業務を行っています。

医療機関をサポートするSMO（治験施設支援機関）

一方で、SMOは治験業務の一部である治験実施施設の業務を担う業態です。治験において、医療機関が実施する膨大な書類の作成や記録の業務を担当します。医療機関に治験コーディネーター（CRC）と呼ばれる専門職を派遣し、治験に参加可能な患者の選定や、治験薬についての説明補助、来院日などのスケジュール管理、投与経過の記録と管理などを行います。

欧米ではCROが開発業務の50％を担っている一方、日本における委託は20％程度といわれていましたが、2000年以降に急速に発展し、医薬品開発に欠かせない存在となっています。

CRO（受託臨床試験機関）
治験の実施やデータ管理などの治験業務、新薬の申請業務などを請け負う専門業者。製薬会社にとっては、治験や申請という特定の時期に必要なスタッフを常時雇い入れる必要がなく、コスト削減にもつながる。

SMO（治験施設支援機関）
治験を実施する医療機関の業務を請け負う専門業者。治験を行う医療機関に入り、治験が安全かつ期限どおりに完了するようにサポートする。

▶ 治験業務をサポートするCRO、SMOの業務範囲

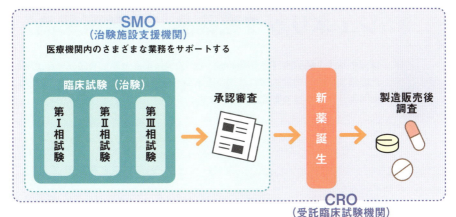

▶ 治験業務のサポートのしくみ

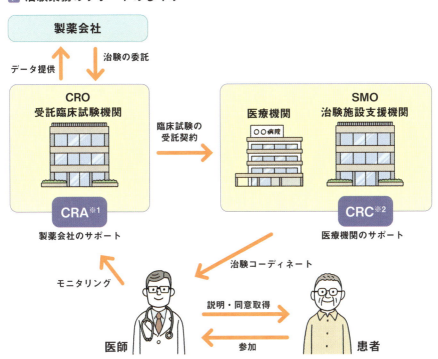

※1 CRA（Clinical Research Associate）「臨床開発モニター」：医薬品の有効性と安全性を調べるために行われる治験が、あらかじめ計画された治験実施計画書に則って正しく進行しているかを確認する業務の担当者のこと
※2 CRC（Clinical Research Coordinator）「治験コーディネーター」：医療機関内で、治験担当医の指導・監督のもと、治験がスムーズに進行するようサポートを行う業務の担当者のこと。患者のコーディネートや同意取得の補助、データの取りまとめなどもサポートする

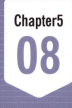

新薬と同じ有効成分の薬剤を低価格で提供

ジェネリック医薬品（後発医薬品）

ジェネリック医薬品（後発医薬品）は、先発医薬品と同じ有効成分を使用した医薬品です。特許の切れた先発医薬品（新薬）の有効成分を用いるため、新薬よりも低価格で提供されています。

ジェネリック医薬品（後発医薬品）
先発医薬品と"同等"であり、まったく同じではないのが特徴。有効成分は同じでも、より飲みやすい剤形とするなど、工夫した改良版も登場している。

医薬品の特許
特許の存続期間は出願から20年。最大で5年間の延長が認められている。先発医薬品メーカーはこの期間中にしっかりと利益を確保しておく必要がある。

4つの試験
新薬との同等性は、①規格試験、②溶出試験、③生物学的同等性試験、④安定性試験、の4つの試験で確認される。

ジェネリック医薬品は新薬と同じ成分の医薬品

ジェネリック医薬品（後発医薬品）は、先発医薬品（新薬）と同じ有効成分を使った、品質、効き目、安全性が同等な薬剤です。

1つの新薬を開発するには約10年、1千億円もの費用がかかるといわれています。その投資分を回収できるよう、開発した製薬会社は、医薬品の特許により一定期間、その医薬品を独占的に製造販売する権利が与えられます。しかし、20～25年の特許権の有効期間が過ぎると、他の製薬会社が同じ有効成分を使った医薬品を製造販売できるようになります。

開発費を抑えて低価格で提供

ジェネリック医薬品は、先発医薬品に比べ、開発費や開発期間が抑えられるため、先発医薬品より低価格で提供できます。

ジェネリック医薬品を製造販売する際も、厚生労働省による製造販売承認が必要です。ですが、製造販売承認の手続きは先発医薬品の場合と異なり、先発医薬品と有効成分が同じであることを実験で確認することでよいとされています。

膨大な期間と費用を要する有効性や安全性を確認する臨床試験などは、すでに先発医薬品の際に実施しているため省略可能です。そのため、一般に開発期間は3～4年、開発費も1億円程度となっています。

同等性を確認する4つの試験

先発医薬品との同等性は4つの試験により確認しています。医薬品内の有効成分の純度や量、有効成分の溶け出す速度、体内での吸収の動き、保存方法による品質の変化、を試験で確かめ、先

ジェネリック医薬品と先発医薬品の発売までの道筋

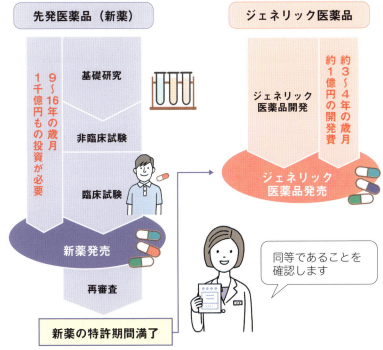

出典：日本ジェネリック製薬協会「ジェネリック医薬品ガイドブック」より一部改変

ジェネリック医薬品の承認審査で先発医薬品との同等性を確認

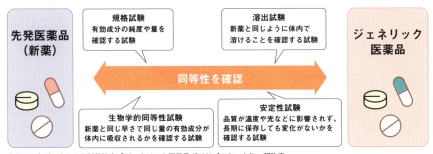

出典：日本ジェネリック製薬協会「ジェネリック医薬品ガイドブック」より一部改変

発医薬品との違いが大きくなければ製造販売が認められます。

　薬価は先発医薬品の半額程度と低く抑えられますが、すでに市場が形成されているため、一定の販売が見込めます。販売規模の大きな医薬品の特許切れの際には、多くの後発医薬品メーカーが参入し、一度に10社もの後発医薬品が登場することもあります。

Chapter5
09

医薬品の価格のほとんどは知的財産権

医薬品にかかわる4つの特許

新薬の開発には膨大な投資が必要です。そのため、開発した医薬品の知的財産権の保護がなければ、事業の存続は難しくなります。医薬品ビジネスは本質的に特許ビジネスでもあるのです。

4種類の特許と商標権の保護

医薬品の特許には、新しい化学構造の物質が医薬品に使用できることを発見した際の「物質特許」、既存の医薬品の新しい製造方法を発見した際の「製法特許」、錠剤からカプセル剤など既存の医薬品と異なる剤形で効果があることを発見した際の「製剤特許」、既存の医薬品の別の疾患への有効性などを発見した際の「用途特許」の4種類が存在します。

さらに、製品販売名は商標権により保護されています。こうした各種の知的財産権により、先発医薬品メーカーには新薬開発にかかった投資分を回収できるビジネス環境が存在しています。

商標権
製品名は商標権により保護される。権利の存続期間は10年だが、存続期間は申請により更新できる。そのため、先発医薬品と同じ医薬品の名称が使われることは基本的にない。

医薬品ビジネスの肝となる特許戦略

特許の存続期間は出願から20年です。さらに、医薬品は有効性や安全性を確認する試験や国の審査などが必要なため、特許の実質的な有効期間が短くなることが想定され、最大5年間の延長が認められています。

開発や承認にかかる期間が延びると、その分、独占的な販売期間が短くなってしまいます。実質の特許保護期間は10年弱ともいわれています。そのため、特許戦略が重要となっています。製薬会社は前述の4つの特許を組み合わせて医薬品への応用を難しくし、他社の参入障壁を高める、それぞれの特許取得の時期をずらして実質的な保護期間を延ばすなど、対策をしています。

医薬品の特許満了とは「物質特許」のこと

先発医薬品の「特許切れ」は、一般的に「物質特許の期間満了」を指します。「物質特許の期間満了」をもって、他社に当該物質

124

▶ 新薬の特許権の保護期間と後発医薬品の発売時期

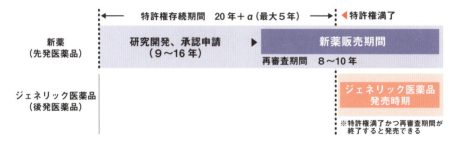

▶ 医薬品の特許の種類と保護内容

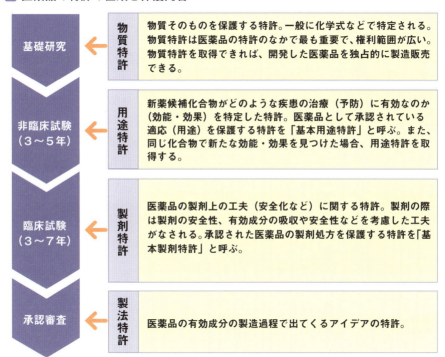

の医薬品への使用が解禁され、いわゆるジェネリック医薬品（後発医薬品）が登場することになります。

　なお、製法特許や製剤特許の特許期間が残っている場合は、それらの特許に抵触しない形でジェネリック医薬品が開発されることもあります。また、先発医薬品の「効能・効果」、「用量・用法」の一部に「用途特許」が存在する場合には、ジェネリック医薬品と先発医薬品で対象となる疾患が異なる場合もあります。

Chapter5

10

アプリでの治療による薬の新しいカタチ ①

医療用アプリの承認の
ガイドラインを新設

モバイル端末などを活用した医療用アプリは、生活習慣病をはじめとする疾患の予防や治療補助に役立つことが期待されています。日本でも薬事承認の道がひらかれました。

医療機器
薬機法において「疾病の診断、治療若しくは予防に使用されることが目的とされている機械器具等」と定義されている。一定以上の人体への健康リスクが想定される機器については製造販売の際に承認を得る必要がある。

CTやMRIなどの画像診断機器
CTはコンピュータ断層診断撮影、MRIは磁気共鳴画像法のこと。それらの技術に基づき、検査した体内組織の画像が生成される。

アプリケーション（アプリ）
アプリケーション・ソフトウェアの略称で、目的に合わせてOS（オペレーティング・システム）上で動作するソフトウェアのこと。

薬事承認
厚生労働大臣が医薬品や医療機器などの製造販売を承認すること。薬機法に基づき、有効性や安全性を確認する承認審査が行われる。

アプリを医療機器として承認

2014年に施行された改正薬事法（名称変更により医薬品医療機器等法となった）で医療機器承認に「単体プログラム」のカテゴリーが新設されました。これまで、CTやMRIなどの画像診断機器など、医療機器を動かすアプリケーション（アプリ）と医療機器をセットで承認するしくみはありましたが、アプリそのものを単独で承認するしくみはありませんでした。

これにより、スマートフォンやパソコンにダウンロードする形で使用し、診断や治療に役立つアプリを薬事承認するしくみが整えられました。

承認の流れは医薬品と同じく治験が必要

医療用アプリの承認は、通常の医療機器と同様のプロセスを経て行われます。

医療機器には、診断・治療のプロセスにどの程度の影響を与えるシステムか、また患者の安全性にどの程度影響するか、といった観点で4段階のカテゴリーがあります。クラスⅢ以上であれば、医療用途で役立つ有効性と安全性を、非臨床試験、治験などで実証し、厚生労働大臣への承認申請を行う必要があります。

アプリの治験といってもイメージしにくいかもしれませんが、例えばアプリを「使用した場合」と「使用しない場合」の治療効果の違いを検証するなどが想定されます。

また、アプリではありますが、医療機器として承認を受ける場合は、他の医療機器と同じように製造業の登録や販売業の許可を取得する手続きが必要になります。

▶ 医療用アプリにも適用される医療機器の分類と規制

国際分類	クラスⅠ	クラスⅡ	クラスⅢ	クラスⅣ
概要	不具合が生じた場合でも、人体へのリスクが極めて低いと考えられるもの	不具合が生じた場合でも、人体へのリスクが比較的低いと考えられるもの	不具合が生じた場合、人体へのリスクが比較的高いと考えられるもの	患者への侵襲性が高く、不具合が生じた場合、生命の危険に直結する恐れがあるもの
具体例	（例）体外診断用機器、鋼製小物（メスやピンセットなど）、X線フィルム、歯科技工用用品	（例）MRI装置、電子内視鏡、消化器用カテーテル、超音波診断装置、歯科用合金	（例）透析器、人工骨、人工呼吸器	（例）ペースメーカー、人工心臓弁、ステントグラフト
薬機法の分類	一般医療機器	管理医療機器	高度管理医療機器	
規制	届出	第三者認証	厚生労働大臣による承認（PMDAで審査）	

出典：厚生労働省医薬・生活衛生局「医療機器プログラムの承認申請に関するガイダンスの公表について」（平成28年3月31日）を参考に作成

▶ 医療機器の製造販売の申請と薬事承認への流れ

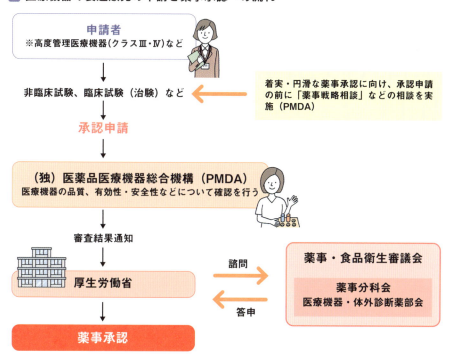

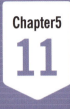

Chapter5 11

アプリでの治療による薬の新しいカタチ ②

医療用アプリによる治療法の変革

日本初の医療用アプリが、国の審査を経て医療機器の薬事承認を取得しました。医療機器として承認されることで、医療保険適用への道がひらかれ、治療効果の最適化や予防医療の推進なども期待されています。

医療機器として承認されるメリット

医療用アプリが医療機器の薬事承認を受けるメリットについて、禁煙補助アプリ「CureAPP SC ニコチン依存症治療アプリ及びCOチェッカー」の例を見てみましょう。キュアアップが開発したCureAPP SCは、2020年8月に医療機器の薬事承認を受けました。これを受け、Cure APP SCを使用した治療について、医師の治療の一環として公的医療保険上の診療報酬点数が付きました。アプリ導入時に1,400円、その後の管理料として2万4,000円が設定されています。

一般的なアプリの使用料が月額100円程度であることを踏まえると、保険適用がなければ実現が難しい使用料です。さらに、他の医薬品と同様、アプリの効果が臨床試験で科学的に実証されたことで、医師がアプリを処方して治療するというデジタル療法（P.19参照）の市場開拓を推し進めるメリットがあるといえます。

アプリにより継続治療や予防的治療を最適化

もちろん公的医療保険の適用が認められた背景には、医療用アプリが患者の負担を軽減したり、治療効果を最適化したりする治療上のメリットがあります。

禁煙補助アプリにより、これまでの通院を前提とした医療では難しかった家庭での治療の継続や、日々の治療記録とフィードバック、随時の相談対応などによる治療意欲の維持などをサポートできます。また、症状悪化を未然に防ぐ予防的治療の可能性を広げることにもつながります。

キュアアップでは、アプリによる治療を、手術療法、薬物療法に次ぐ「第3の治療法」と位置付け、治療法の変革を進める考え

Cure APP SC
ニコチン依存症の治療支援を目的としたアプリ。「アプリで治療する未来を創造する」ことをミッションとし、医師である佐竹晃太氏が2014年に設立したベンチャー企業のキュアアップが開発した。

診療報酬点数
公的医療保険が適用される診療については、患者は3割などの一定の自己負担額で治療を受けられる。

予防的治療
現在の診療報酬の体系は「悪化したものを治す」視点が強いが、症状が現れる前に治療介入することで、患者の健康維持や医療費軽減につながるという考え方の治療法。

▶ 医療用アプリとして承認されるメリット

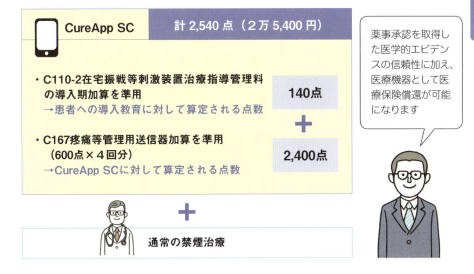

▶ 医療用アプリの治療上のメリット

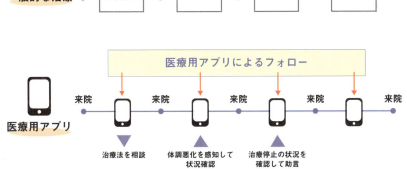

です。同社は、ニコチン依存症治療に続き、高血圧治療、**非アルコール性脂肪肝炎**治療などのアプリ開発を進めています。いずれもこれまで医療関係者がアプローチできなかった在宅での生活習慣が重要となる疾患です。医師が医薬品と一緒に、または医薬品に代わって「アプリを処方」する、新たな治療の時代が始まっています。

非アルコール性脂肪肝炎
アルコールを飲まない人の肝臓に脂肪が蓄積し、炎症を起こして肝臓の線維化が進む疾患。生活習慣の乱れやストレス、運動不足などの関連性が指摘されており、日常生活の行動変容が治療上、重要になる。

COLUMN 5

申請書類の束は数千枚も！
膨大なデータで確認する有効性と安全性

何かと時間がかかると批判も多い医療用医薬品の承認申請。申請前の相談から承認までとんとん拍子で進んでも1～2年の時間がかかるといわれています。「お役所業務が…」とつぶやきたくもなりますが、実際には資料を確認するだけでもとても大変ということは理解しておいたほうがよいかもしれません。

臨床試験の結果だけで資料の束

私が新薬発売時に必要な各種資料の作成に携わった某国内製薬会社の某医薬品のケースでは、承認申請の資料のデータはPDF形式のファイルでなんと5GB。文章とグラフが主の書類です。一般的にこうしたシンプルな資料のPDFの容量はページ1MB程度であることを踏まえると、この申請書類の束は5,000枚！にも及ぶことになります。なお、このデータは臨床試験の結果をまとめたもので、実際には新薬の申請資料のほんの一部。申請資料全体ではトラック1台分ともいわれています。

新薬発売の半年ほど前から製薬会社の担当者と発売時に必要な医療者向けの資材を作成していましたが、申請時の当局とのやり取りで数週ごとに修正が入ります。例えば、「製薬会社の『効果が認められた』との記述の根拠が足りない」との指摘を受け、さらに論拠を補てんする試験データを追加、「この副作用はこの疾患の他の治療薬でも確認されているので、安全対策の追記が必要」との指摘があれば、副作用についての記述を書き換え、医療関係者への注意喚起や安全確保対策の文章を追加するなどなど。薬事承認される、まさにその日まで修正がありました。

薬の安全を支える大変さ

医薬品の重要事項は、最もコンパクトな形では添付文書と呼ばれる数枚の資料にまとめられます。しかし、その背景には膨大な資料の山となる、有効性と安全性の科学的な確認作業が控えています。医薬品の安全と適正な使用は、こうした製薬会社と当局の膨大な作業を通して支えられているのだと、改めて痛感したお仕事でした。

第 **6** 章

医薬品の
処方と適正使用

色も形も服薬方法もさまざまな医薬品。医薬品の総数
は、医師の処方により使用される医療用医薬品だけで
も2万点を超えるといわれています。多様な医薬品は
どのように選ばれ使用されるのか、その原則と医薬品
の有効で安全な使用に欠かせない医師と薬剤師の役割
について確認しましょう。

医薬品の選ばれ方 ①

Chapter6 01

治療薬選択の基本概念である
科学的根拠に基づく医療（EBM）

世の中には多種多様な医薬品があり、その用途や適用が決められています。
治療に使用する医薬品を選択する大原則になっているのが、科学的根拠に基
づく医療（EBM）の概念です。

科学的根拠に基づく医療（EBM）
EBMはEvidence-based Medicineの略。1991年に米国で提唱され、世界中に広がった。日本語では「科学的根拠に基づく医療」と呼ばれる。

エビデンス
科学的に確かめられた治療法などの情報のこと。その事実の真偽を医学者間で検証・議論できる医学論文などの形でまとめられる。

ガイドライン
主に医学系の学会などが主導して作成した、疾患ごとの標準的な診療手順や治療方法をまとめたもの。

レベル別にエビデンスを設定

EBMで重視するのは、「エビデンス」と呼ばれる「科学的な裏付けのある根拠」です。エビデンスは、信頼度ごとにレベル別に設定され、原則的にヒトを対象にした大規模な臨床試験結果を重視するしくみになっています。

EBMが生まれる以前は、著名な医師の決めた方針や、個々の医師の臨床経験に基づいて治療が決定される実態がありました。しかし、医師が経験した少数例の結果や、個人の考察だけでは、効果の一面しか見られていない可能性がぬぐえません。実際に過去に信じられていた治療法が間違っていたケースも多々ありました。そうした過去の課題への対応から、EBMが提唱され、現在では治療決定の大原則となっています。

EBMによる実際の治療の決定方法

実際の治療場面では、治療のガイドラインや医療系学術誌にまとめられたエビデンスをベースに、個別のケースに合わせた治療法が選択されています。患者の希望、医師の臨床経験、病院や在宅医療の現場などの治療環境を踏まえ、患者にとって最善の治療法を決定していく手続きがとられています。

こうしたEBMに基づく治療方針の決定の考え方は、治療薬の選択にも適用されています。そのため、医薬品の有効性や安全性は、エビデンスのある形で確認し、説明できなければなりません。それは製品開発の場面でも、医師に医薬品の意義を理解してもらう製品プロモーションの場面でも同じです。エビデンスに基づく情報が、医薬品業界の共通言語になっています。

▶ エビデンス（科学的根拠）の信頼度

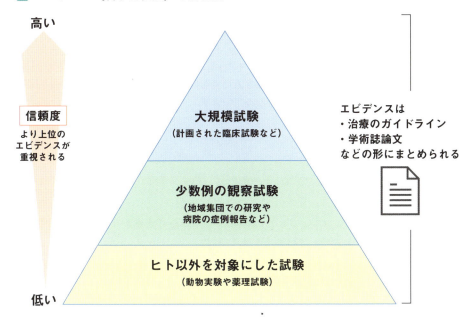

▶ EBMに基づく治療の決定方法のイメージ

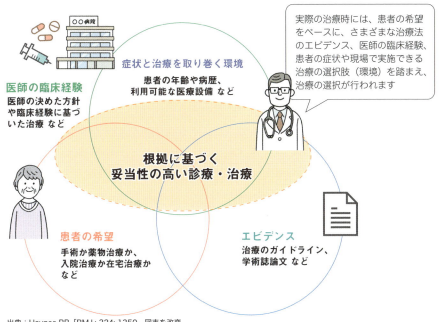

出典：Haynes RB「BMJ.; 324: 1350」図表を改変

Chapter6
02

医薬品の選ばれ方 ②

効果に影響する
医薬品のさまざまな剤形

医薬品にはさまざまな"カタチ"（剤形）があり、その分類は30種類以上も
あります。使いやすさや効き方にも影響する重要な要素であり、医薬品開発
の差別化のポイントにもなっています。

さまざまな剤形がある理由

日本薬局方
厚生労働省が作成している医薬品の品質を確保するために必要な規格や基準を示す公的なルールブックのこと。

　医薬品のカタチ＝剤形は、厚生労働省の日本薬局方における分類では、錠剤、カプセル剤、坐剤、注射剤など、30種類以上にものぼります。色や形、投与方法もさまざまな、こうした剤形があることには理由があります。

　最も重要な要件は、医薬品の効き方を最適化する剤形であることです。医薬品は基本的に、疾患の原因となる部分（患部）に、ある種の成分が到達することで効果が生じるしくみです。そのため、患部により早く、効率的に届ける剤形が選ばれています。

坐剤
一般的には「座薬」として知られている肛門や膣に挿入する剤形のこと。

患部への効き方を最適化する剤形

注射剤
皮下、筋肉内、血管など、投与部位はさまざまにある。投与部位によって効き方の早さも変化する。

　例えば、錠剤は、基本的には口から飲み込み、胃腸で体内に吸収され、血中に入った成分が患部に到達して、ようやく医薬品としての効果を発揮します。一方、患部に直接アプローチできる場合には、皮膚からの浸透を想定した軟膏剤や貼付剤、鼻や目を患部とした点鼻剤、点眼剤のような剤形が選ばれます。

貼付剤
「湿布」としてよく知られている貼るタイプの薬剤のこと。

　同じ成分の医薬品でも、剤形が異なると効き方が変わります。注射剤は、血中に直接成分を届けるしくみで、錠剤や坐剤よりもはるかに早くに効果を発揮します。

剤形の設計は製薬会社の差別化のポイント

　また、薬剤の剤形は使いやすさという観点も重要です。錠剤は誰にとっても使いやすく便利です。一方で、効き目は高くても、注射剤の扱いは大変です。こうした剤形ごとのメリット、デメリットを踏まえ、製薬会社は医薬品のカタチを設計しています。

134

▶ 医薬品の剤形は30種類以上

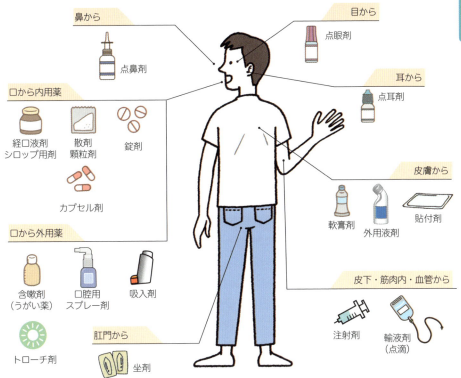

▶ 多様な医薬品の剤形がある理由

医薬品の効き方の最適化
患部により早く、効率的に、安全に届けることを想定して医薬品の剤形を設計

使いやすさ（飲みやすさ）
誰がどのような場所で使うかを想定し、安全に簡単に使用できるように設計

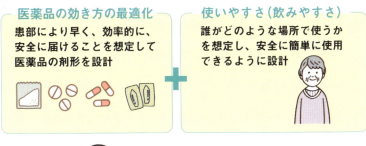

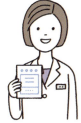

同じ効果を持つ医薬品が同時に複数社から発売されます

Chapter6
03

医薬品の選ばれ方 ③

効果と副作用のバランスによる医薬品の選択

どのような医薬品であっても、残念ながら副作用が生じる可能性があります。そのため、医師による医薬品の選択は、常に効果と副作用のバランスを踏まえて行われています。

何かの働きを強めたり弱めたりする医薬品

医薬品の効果の現れ方はさまざまですが、基本的な原理は、足りないものを補充する、または過剰であるものを制限する、という体の機能のバランスの乱れを調整する働きです。そのため、効きすぎると、医薬品の目的とする治療の効果＝主作用だけではなく、意図しない医薬品の影響＝副作用が生じることがあります。

例えば、睡眠薬であれば、活発になりすぎている脳の活動を鎮静化する働きを後押ししますが、その働きが強く効きすぎると、夜中にトイレに行こうとしたときにふらついて転んだり、眠気を翌日に持ち越したりして、仕事や家事に影響が出ることがあります。

副作用
薬本来の目的以外の好ましくない働きのこと。本来の目的は「主作用」となる。

"適正な効果"への調整のため服用ルールを設定

医薬品の体内での効果を測る重要な指標となっているのが、医薬品の有効成分の血液中の濃度（血中濃度）です。医薬品の開発・承認の過程で、適切に効果を発揮する有効成分の血中濃度がさまざまな実験をもとに決められています。

医薬品は体内に入ったあと、徐々に体外へ排出されます。そのため、適正な範囲に血中濃度をキープするには、一定時間ごとに医薬品を体内に取り入れる必要があります。

治療に必要な血中濃度に有効成分を保つためのしかけが、医薬品の量（用量）と、「1日1回食前」「1日3回食後」などの服用のタイミング（用法）なのです。

さらに医薬品の効果は、患者の体質や体調などにより変化します。こうした医薬品の適切な服用方法や使用上の注意は、製薬会社が作成する添付文書と呼ばれる書面にまとめられ、医師をはじめとする関係者がいつでも見られる体制が整えられています。

用量と用法
薬の適正な使用のために定められている「服用量」「服用時間」「服用方法」などのこと。

添付文書
医薬品の効果や対象、用量・用法、使用上の注意などの情報をまとめた書面のこと。法律により製薬会社に作成が義務付けられている。

136

▶ 医薬品の主作用・副作用

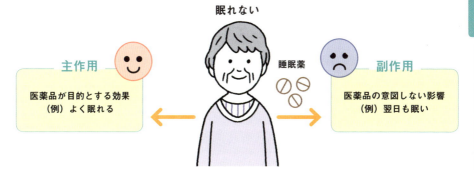

▶ 1日3回食後服用の医薬品の有効成分の血中濃度の推移（イメージ図）

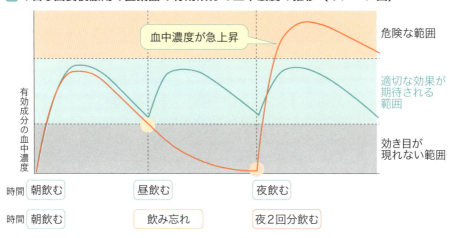

ONE POINT

飲み忘れたら「2回分」はいけません！

　医薬品を飲み忘れた場合に、「2回分を一緒に飲めば大丈夫」と思うことがあるかもしれませんが、これは絶対にいけません。医薬品の有効成分の血中濃度の推移図に示したように、2回分を1度に飲むと、有効成分の血中濃度が急激に高まり、効きすぎによる副作用が生じる可能性があります。医薬品の用量・用法をきちんと守り、飲み忘れなどの適切な対応方法はかかりつけの薬剤師に相談してください。

Chapter6
04

医薬品の選ばれ方 ④

医師が処方する "薬" と "市販薬" の違い

医薬品には医師が処方する医療用医薬品と、町の薬局やドラッグストアで購入できる一般用医薬品があります。安全に適正に使ってもらう観点から法律で分類されています。

医薬品の分類

一般的に医薬品と呼ばれているものは、法的上は「医療用医薬品」と、市販薬の「要指導医薬品」「一般用医薬品」に分類されています。この分類ごとに、健康へのリスクに応じた「入手」（購入）や「使い方」の条件が設けられています。

医療用医薬品は、医師が発行した処方箋に基づき、薬剤師が調剤・服薬指導をして提供される医薬品です。医療用医薬品は効果が強く、とくに注意が必要です。そのため、「入手」においては、①医師の診断による指示、という条件があり、さらに「使い方」を適正化するため、②保険薬局の薬剤師が使い方や注意点の説明を行うという二重の安全確保策がとられています。

市販薬
英語のOver The Counter drugの頭文字をとってOTC医薬品とも呼ばれる。

自分の判断で買える市販薬

要指導医薬品や一般用医薬品を含む市販薬は、一定の安全性が確認されているため、消費者が自身の判断で購入できる医薬品です。市中の薬局やドラッグストアでも購入できます。

要指導医薬品は、医療用医薬品から市販薬に転用されたばかりの医薬品のことです。購入の際には、薬剤師による対面での指導と、書面での情報提供を受けるルールになっています。安全性に問題がなければ、3年後に一般用医薬品へ移行されます。

一般用医薬品にも、健康リスクに応じた第1類〜第3類までの分類があります。第1類医薬品については、薬剤師の情報提供が義務となっていますが、第2類医薬品については、指定の研修を受けた登録販売者や薬剤師の説明が努力義務となっています。第3類医薬品については、説明の義務がなく、インターネットでの購入も可能です。

登録販売者
一般用医薬品のうち第2類、第3類の医薬品の販売が可能な、一定の研修と試験合格を果たした人のこと。第1類医薬品の説明は薬剤師のみに認められている。

医薬品の分類

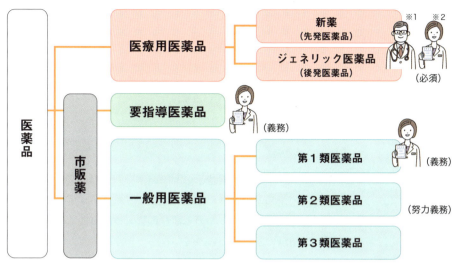

※1 医師の診断による指示
※2 薬剤師の情報提供

一般用医薬品の分類

第1類医薬品 (とくにリスクが高いもの)	第2類医薬品 (リスクが比較的高いもの)	第3類医薬品 (リスクが比較的低いもの)
一般用医薬品としての使用経験が少ないなど、安全性上、とくに注意を要する成分を含むもの ※H2ブロッカー含有の胃腸薬、一部の発毛薬など	まれに入院相当以上の健康被害が生じる可能性がある成分を含むもの ※主な風邪薬、解熱鎮痛薬、胃腸鎮痛薬など	日常生活に支障を来すほどではないが、身体の変調・不調が起こる恐れがある成分を含むもの ※ビタミン剤、主な整腸薬など
薬剤師が説明 書面で情報提供(義務)	薬剤師または登録販売者が説明 書面で情報提供(努力義務)	法規定なし
通販取り扱い不可	通販取り扱い不可	通販取り扱い可

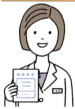

健康へのリスクに応じて医薬品のカテゴリーと条件が設けられています

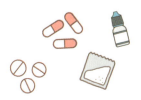

Chapter6
05

医薬品と薬剤師の役割 ①

薬剤師の専門性と
調剤業務の流れ

医療用医薬品は医師の指示（処方）を受け、薬剤師が調剤して、患者に提供されます。薬剤師の調剤業務では、医師の処方の確認、患者の状態に合わせた情報提供が大きな役割となっています。

薬剤師の法律上の３大業務

医薬品の供給
薬局での調剤業務以外にも、医薬品の開発や流通、管理など、医薬品が患者に届くまでのさまざまなプロセスで薬剤師が活躍できることが示されている。

薬剤師法において、調剤、医薬品の供給、その他薬事衛生の向上の３つの業務が薬剤師の主要な役割とされています。

なかでも病院や薬局に勤める薬剤師にとって重要な仕事となるのが、薬剤師にしか認められていない「調剤」です。

調剤は主に、処方監査、調剤、服薬指導の３つのプロセスから構成されています。

処方監査　薬剤師の視点で処方を見直す

その他薬事衛生の向上
食品衛生および環境衛生関係の試験・研究、地域の薬物乱用防止、健康増進活動など、さまざまな役割があるとされる。

「処方監査」は、医師の処方内容が適正かどうかを、薬剤師ならではの専門性により確認するプロセスです。記載事項が適切か、医薬品の使用方法は適切か、服用している医薬品と照らし合わせて安全か、患者の体質やアレルギー歴などから問題は生じないかなどをチェックします。

この際に、必要に応じて医師に処方内容を確認する「疑義照会」を行います。

調剤　処方どおりに飲みやすく整理する

次の「調剤」は、処方箋に基づいて医薬品を用意し、服薬しやすく整理するプロセスです。処方された医薬品とその分量を間違いなく用意し、飲み忘れがないように一包化したり、錠剤を粉砕したりするなどの処理をする場合もあります。

このあと間違いがないかを、別の薬剤師に確認してもらうダブルチェック（薬剤監査）も行います。

140

▶ 保険薬局における調剤業務のフローチャート

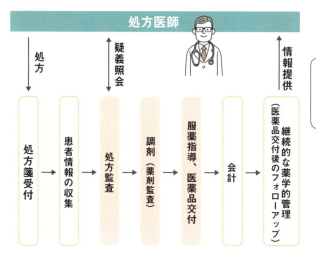
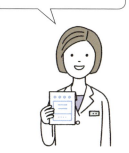

▶ 薬剤師が行うチェック内容

処方箋の記載事項の確認
- 氏名、生年月日、性別 など
- 保険番号、被保険者区分、処方箋の交付日と使用期間 など
- 医薬品の名称、剤形、用量・用法 など
- 後発医薬品への対応 など

処方薬に関する確認事項
- 調整が必要な医薬品の選定
- 薬機法上の承認内容との適合、併用禁忌や配合変化に関する事項、同種同効薬の併用、投与期間、休薬期間の確認 など
- 医薬品の特性と患者への適応、ハイリスク薬の適応の確認 など

患者、薬歴などに関する事項
- 高齢者、妊産婦、授乳婦、小児、患者背景（副作用やアレルギー歴、検査値など）など注意が必要な属性の確認
- 他の医療機関の処方薬、サプリメントや食品との相互作用や重複の確認
- 服用状況と効果、副作用の確認 など

📍 服薬指導　適切な服用方法の情報提供

　患者には、使用方法や、注意すべき副作用の症状などを情報提供する「服薬指導」が行われます。服薬指導では、患者の状態を踏まえ、適正な医薬品の使い方についての説明を行います。服用するタイミング、一緒に服用してはいけない医薬品や食品、服用後の過ごし方についての注意も喚起します。医薬品提供のたびにこうしたプロセスを実施し、安全で効果的な医薬品の使用につなげることが、薬剤師の大きな役割となっています。

医薬品と薬剤師の役割 ②

医薬品の相互作用の確認と対応

Chapter6
06

複数の医薬品を服用している場合には、その組み合わせによっては逆に体調を悪化させてしまう場合もあります。そうした事態を引き起こさないために、薬剤師の専門性が発揮されています。

飲み合わせによる医薬品の効果

医薬品には、効果のある病気や状態が決まっています。原則的には決められたとおりに使用すれば、一定の効果があることが確認されていますが、組み合わせによっては効果を強めたり弱めたりします。こうした働きは「相互作用」と呼ばれ、薬剤師が確認すべき重要な情報になっています。

効果が強すぎたり打ち消し合ったりすることも

医薬品同士の相互作用では、まず同じ有効成分や作用を持つ医薬品を一緒に飲むことで効果が強く働きすぎてしまう「相加作用」というパターンがあります。

例えば、市販の風邪薬には鎮静作用を持つ成分が含まれているものがあり、処方された睡眠薬や鎮痛薬の有効成分と治療効果が重なり、副作用が生じることがあります。

次に、医薬品同士が反対の効果を持ち、それらが打ち消される「拮抗作用」というパターンがあります。

例えば、解熱や鎮痛を目的に使用される非ステロイド性抗炎症薬では、血管拡張作用やナトリウム利尿作用を持つ物質の合成を抑制するため、降圧薬や利尿薬が効果を発揮できないことがあります。

医薬品の相互作用についての情報は、製薬会社が作成する添付文書と呼ばれる医薬品の基本情報をまとめた書面に加え、注意が必要な組み合わせは厚生労働省や同省の所管する医薬品医療機器総合機構（PMDA）から発信されています。

薬剤師は、こうした日々更新される最新の情報も参照しながら、処方内容に問題がないかを確認しています。

相互作用
医薬品同士や、医薬品とサプリメント、食べ物などとの間で起こる作用のこと。効果を強める「相加」や、効果を弱める「拮抗」が代表的な相互作用として知られている。

医薬品医療機器総合機構（PMDA）
厚生労働省管轄の独立行政法人で、医薬品などの健康被害救済、承認審査、安全対策の業務を行っている。

142

▶ 医薬品の相互作用

【相加作用（2つの合計以上となるケースも存在）】

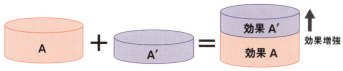

例：高血圧の治療に使われるカルシウム拮抗薬は、グレープフルーツと一緒に摂取すると効果が強く出ることが知られている

★注意すべき医薬品と食べ物の組み合わせ

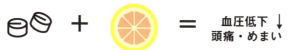

【拮抗作用（2つの合計以下となるケースも存在）】

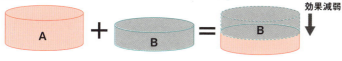

例：抗菌薬の一部は、有効成分が牛乳のカルシウムと結合し、治療効果が低下することが知られている

★注意すべき医薬品と食べ物の組み合わせ

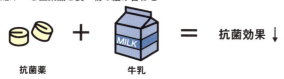

出典：日本医療薬学会/医療薬学学術第一小委員会 編「医療現場における薬物相互作用へのかかわり方ガイド」を参考に作成

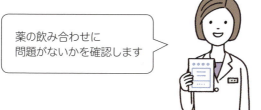

薬の飲み合わせに問題がないかを確認します

 ONE POINT

医薬品の副作用を早期に発見する薬剤師の役割

　医薬品による副作用は、患者の体質や体調、他の医薬品や食品との飲み合わせ、または予想もしていなかった医薬品の働きなど、さまざまな原因により生じます。薬剤師は、こうした副作用の早期発見の役割を担っています。保険薬局で医薬品を提供する際に、患者の体調などの聞き取りをしているのは、こうした情報を集めるためでもあります。

Chapter6
07

医薬品と薬剤師の役割 ③

医薬品を適切に飲んでもらうための薬剤師による服薬指導

医薬品による治療はきちんと飲んでもらうことが前提ですが、実はきちんと飲まれていないケースが多いことが知られています。薬剤師は、こうした理想的な治療と実態とのギャップを埋める役割も担っています。

服薬率は8割? 飲まれずに消える医薬品

医薬品は適切に飲んでもらってこそ、適切な効果が得られます。しかし、日本の服薬率について調べた研究では、服薬率が6〜8割とも報告されています。

とくに、慢性疾患では服薬率が低く、高血圧症や脂質異常症の患者では約半数が正しく服薬していないともいわれています。正しく服薬されず、治療の効果が3分の1程度になっていた調査結果もあり、大きな課題になっています。

処方と実態のギャップを埋める薬剤師の役割

こうした服薬率の問題に対し、重要な役割を果たすと期待されているのが薬剤師です。病院でも薬局でも、薬剤師は患者の状態変化や悩みの声を聞き取りながら、服薬指導を行っています。

服薬を守れない理由はさまざまです。服薬を忘れる場合はお薬カレンダー、多数の医薬品を使用して服薬のタイミングがわからず服薬ミスが起こっている場合は、朝昼夕ごとに袋分けして整理するなど、さまざまな工夫を提案しています。

また、必要以上にたくさんの種類の医薬品が処方されている、いわゆる多剤併用時の医師との調整も、薬剤師の重要な役割です。とくに高齢者は、薬物代謝が低下し、医薬品の有効成分が体内にとどまりやすく、副作用が生じやすくなります。さらに、多数の疾患を抱えると処方される医薬品の種類も増えることから、多剤併用が生じやすい実態があります。患者の薬物治療の記録を確認し、多剤併用などの危険な医薬品処方を発見し、処方した医師に伝える専門職としての役割が強く提起されています。

服薬率
患者が指示された医薬品のうち、実際に服用した割合。服薬コンプライアンス（遵守率）ともいう。

お薬カレンダー
服薬忘れの防止のため、日にちごとに一包化した薬を入れるポケットを設けたカレンダーが活用されている。近年は、服薬時間を音声で知らせて医薬品を出す「服薬支援機器」も登場している。

多剤併用
多種類の医薬品の使用により、有害な事象が生じやすくなっている状態のこと。とくにさまざまな病気を併せ持つ高齢者で問題となっている。

薬物代謝
医薬品の有効成分の体内への吸収、分布、排せつの動きを「代謝」という。高齢者や乳幼児、妊娠中などでも変化するため注意が必要となる。

144

▶ 正しく服薬できていない患者が多い実態

- 慢性疾患患者の約50％が正しく服薬できていない
  出典：WHO「ADHERENCE TO LONG-TERM THERAPIES, Evidence for action」(2003) より

- 糖尿病患者では約3分の2が服薬し忘れたことがある
  出典：堀「新薬と臨牀 2010; 59(2)」254-259 より

- 高血圧、脂質異常症の患者では約半数が服薬し忘れたことがある
  出典：倉林「Progress in Medicine. 2011; 31(9)」2183-2189 より

服薬ができない要因※

「患者側」の要因
- 病気の否認、医療不信、不快な服薬体験
- 多忙、経済的負担
- 疾病や薬物療法への理解不十分
- 精神症状による要因（うつ）など

「医薬品や処方」の要因
- 医薬品の形状、服薬量や回数、効果、副作用 など

「周囲」の問題
- 家族などのサポートの不在 など

「医療者側」の要因
- 服薬の必要性や医薬品の効果、副作用の説明不足
- 服薬状況の把握不足 など

出典：上島ら「精神経誌 2005;107(7)」696-703 より改変

▶ きちんと服薬してもらうための工夫の例

①服薬数を少なく	同じ効果の医薬品がある場合は1剤に整理する
②服薬法の簡便化	1日3回から2回あるいは1回へ切り替える 食前、食直後、食後30分など服薬方法の混在を避ける
③介護者が管理しやすい服薬方法	介護者の出勤前、帰宅後などにまとめる
④剤形の工夫	口腔内崩壊錠や貼付剤など使いやすい剤形を選択する
⑤一包化調剤の指示	複数の医薬品を使用している場合は、服用のタイミングごと（朝用、夜用など）にセットにし、袋分けする
⑥お薬カレンダー、薬ケースの利用	日付ごと、服用のタイミングごとに医薬品を整理できるカレンダー形式の医薬品収納グッズを活用する

出典：日本老年医学会編『健康長寿診療ハンドブック』（メジカルビュー社）P.109表3を一部改変

薬は飲んでこそ効果が得られます

第6章 医薬品の処方と適正使用

Chapter6

08

医薬品と薬剤師の役割 ④

薬剤師による
在宅患者への訪問支援

薬剤師の活躍の場は、病院や薬局のカウンターばかりではありません。患者宅を訪問し、薬学的見地から服薬のサポートを行う、在宅患者訪問薬剤管理指導のニーズも高まっています。

高齢化により在宅療養患者への薬学的支援も重要

　日本の高齢化率は28.7％（2020年9月時点）を超え、今後も高齢者数が増え続けることが予測されています。社会構造の変化により、通院が困難な患者の自宅や施設に、医療関係者が訪問して行う在宅医療が不可欠であり、国も積極的に推進しています。

　在宅患者訪問薬剤管理指導は、医師からの指示で行われます。処方箋に基づき、必要な医薬品を調剤し、患者宅を訪問して、服薬支援や医薬品の服薬・保管状況を踏まえた薬歴管理を行う服薬サポート業務です。月に1回などの頻度で実施し、訪問結果は処方医師や訪問看護師、ケアマネジャーなど、患者の在宅医療をサポートする多職種に共有されます。

在宅患者訪問薬剤管理指導
薬剤師が、患者宅を訪問し、薬歴管理、服薬指導、服薬支援などを行う医療保険制度上の業務のこと。介護保険制度には、類似の業務を提供できる居宅療養管理指導がある。

患者に合わせた適切な服薬サポート

　在宅で療養生活を送っている高齢患者は、認知症の症状があるなど、生活に介助が必要なことも多く、1日数回の服薬を自身で管理することが難しいケースも少なくありません。

　医薬品の専門家である薬剤師であれば、残薬の状況などから服薬の実態がわかります。さらに、自宅での患者の行動を観察することで、正しく服薬できない理由についても見えてきます。服薬自体を忘れてしまうのか、服薬動作が困難であきらめてしまうのか、またサポートしてくれる家族や介助者がいるのかなど、どこに問題を抱えているのかが理解できます。

　こうした情報をもとに、患者の状態と環境に合わせた適切な服薬サポートを提案できるのが在宅患者訪問薬剤管理指導のポイントです。病院や薬局では行えなかった積極的な支援により、患者に喜んでもらえることが訪問薬剤師の醍醐味ともいわれています。

146

在宅患者訪問薬剤管理指導のイメージ

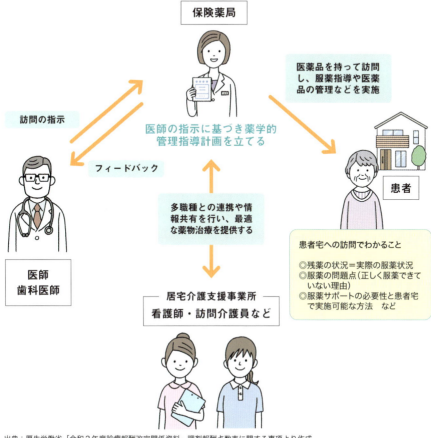

出典：厚生労働省「令和2年度診療報酬改定関係資料」調剤報酬点数表に関する事項より作成

改正薬機法では継続フォローと情報共有が義務に

　2019年12月4日公布の「改正薬機法」では、薬剤師に対し、「調剤時に限らず、必要に応じて患者の医薬品の使用状況の把握や服薬指導を行う義務、患者の医薬品の使用に関する情報を他医療提供施設の医師等に提供する努力義務」が法制化されました。

　患者がカウンターに医薬品を受け取りに来るときだけではなく、継続的に服薬中の患者の状態をフォローアップし、知り得た服薬の状況や副作用の情報を医師などの関係者と共有して、より良い薬物治療を実現することが期待されています。

改正薬機法
2019年に改正法が成立した「医薬品、医療機器等の品質、有効性及び安全性の確保等に関する法律」では、薬剤師が患者の服薬状況を継続的にフォローアップして医師などと情報共有することが義務付けられた。

Chapter6
09

医薬品と薬剤師の役割 ⑤

オンライン診療・服薬指導で
市場拡大を目指す

インターネットを使ったオンライン服薬指導が解禁され、新型コロナウイルス流行下で注目されています。薬局チェーンや製薬会社は、これを契機とした市場拡大を見込んでいます。

法改正によるオンライン服薬指導の解禁

病院で処方された医薬品を保険薬局で購入する際には、薬剤師の服薬指導を受ける必要があります。調剤時（医薬品交付時）の服薬指導は「対面で行うこと」が義務付けられていましたが、薬機法（医薬品医療機器等法）の改正により2020年9月から、一定の条件下で、インターネットのビデオ通話機能などにより「オンラインで行うこと」が可能になりました。

離島や薬局のない地域など、薬局に行くことが困難な地域での医療用医薬品の購入が便利になるほか、都市部の勤労者や子育て世帯など、日中に薬局に行くことが難しい患者のオンライン服薬指導のニーズが見込まれています。

新型コロナウイルス流行下で拡充

オンライン服薬指導は、制度化に先立ち、2018年から行政特区制度を活用して、オンライン診療と組み合わせた実証実験が全国数か所で行われていました。数年後の制度化の検討に向けて動いていたオンライン服薬指導ですが、新型コロナウイルスの流行により、本格導入が大幅に早まることとなりました。

2020年3月の新型コロナウイルスへの対応において、医療機関での感染拡大防止のため、前述の法改正に先行してオンラインによる診療・服薬指導が時限的・特例措置として認められました。新型コロナウイルスの流行下では緊急措置としての対応でしたが、将来的な拡充や、制度としての恒久化も打ち出されています。

診療・服薬指導のオンライン化で処方増？

オンライン服薬指導には、顧客の掘り起こしや全国シェアの拡

オンライン服薬指導
服薬指導を対面ではなく、インターネットのビデオ通話機能などを使ってオンラインで行うこと。

行政特区制度
さまざまな規制・制度を緩和した地域を設け、実証モデルとして検証する国の規制改革制度のこと。

オンライン診療
オンラインによる遠隔診療のこと。オンライン服薬指導に先行して1997年から、初診を除く継続的な診療の場合に、離島などの一定の地域などで認められていた。

148

▶ オンライン服薬指導のイメージ

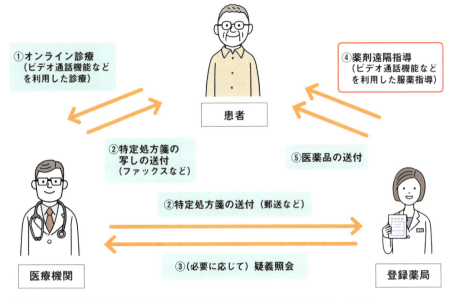

出典：厚生労働省「中央社会保険医療協議会総会（第443回）資料 横断的事項（その5）について」より作成

▶ オンライン診療・服薬指導解禁による事業上のメリット

| 地理的・時間的制限の解消 | 受診ニーズの拡大＝市場拡大 | オンラインと郵送の組み合わせによる全国営業 | 保険薬局の新たなビジネスチャンスにつながる可能性 |

大を目指す保険薬局チェーンのほか、製薬会社も注目しています。

　今後、オンライン上で、受診から服薬指導まで実施できる体制が整うことで、仕事が忙しく、医療機関を受診しにくかった勤労者層などの医療ニーズが表出すると分析しています。生活習慣病薬や睡眠薬、禁煙治療、メンタルヘルス領域などの処方が拡大することを想定し、新たな事業計画も検討されています。

Chapter6
10

医薬品と薬剤師の役割 ⑥

健康を広くサポートする「かかりつけ」の機能

今後の薬剤師の役割としては、「かかりつけ薬剤師」の機能が強く求められるようになると予測されます。医師の処方した医薬品だけではなく、一般用医薬品や健康食品なども含めた健康を広くサポートする役割が期待されています。

かかりつけ薬剤師
1人の薬剤師が患者の選択により担当薬剤師となり、医薬品の服薬状況や飲み合わせ、副作用の把握などを、責任を持って継続的に行うことを目指している。かかりつけ医の薬剤師版のようなイメージである。

「かかりつけ薬剤師」は患者のパートナー

「かかりつけ薬剤師」とは、薬局で患者の担当となり、治療をサポートする薬剤師のことです。

患者の服薬情報を継続的に確認し、必要なアドバイスを行うとともに、地域の医療機関や介護事業所などと連携して、24時間体制で在宅治療のサポートをする薬剤師が想定されています。

2016年4月の診療報酬改定により、薬局の薬剤師が専門性を発揮する方策の1つとして採用され、かかりつけ薬剤師機能に対応する薬局を診療報酬で高くするなどの変更が行われました。

地域連携や高度医療への対応

2021年8月からは「地域連携薬局」と「専門医療機関連携薬局」の認定制度が導入されます。地域連携薬局は、患者ごとの医薬品使用の情報を担当薬剤師が責任を持って管理し、適切な服用支援や副作用の早期発見につなげる「かかりつけ薬剤師・薬局」の機能に加え、特別な調剤スペースが必要になる抗がん剤への対応、がんの緩和治療に用いられる医療用麻薬への対応、24時間365日の在宅医療への対応などが可能な薬局です。

また専門医療機関連携薬局は、地域の高度医療を担う医師や看護師と退院前から連携し、退院後の患者の生活支援にあたる薬局です。複数の疾患を併せ持つ高齢患者の服薬管理、がんや関節リウマチなどの治療における在宅での注射剤の活用など、使用に注意が必要な医薬品が増えているため、がんの在宅療養者などへの支援に対応する専門性を持った薬局を高く評価していく方針です。

そうした医薬品の適切な使用と副作用などへの対応を進めるため、薬局薬剤師の活躍が期待されています。

▶ 地域連携薬局のイメージ

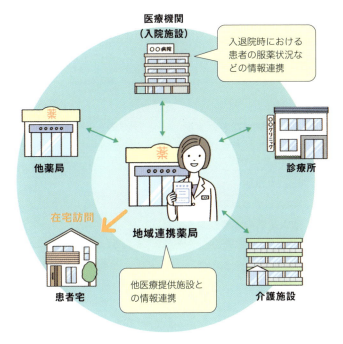

患者に対する「かかりつけの機能」を果たす薬局を認定

▶ 専門医療機関連携薬局のイメージ

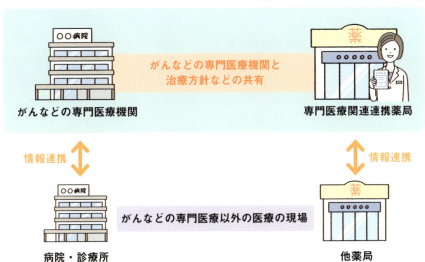

がんなどの高度な医療ニーズに対応する薬局を認定

COLUMN 6

患者同士の情報交換が闘病の糧に
Patients like me に見るピアケア

医師や看護師、薬剤師などによる「医学的に適正な情報」が大切なことは間違いありません。しかし、患者の不安や迷い、生活の悩みなどを深く理解し、共感してくれる人の声（情報）が、療養生活の大きな励みになることも事実です。

不安や悩みを共有し
療養の効果を高める

米国では、難病患者が日々の治療、体調の変化、不調やストレスへの対処法などを共有できる「Patients like me」という情報共有サイトが、75万人を超える参加者にのぼり、影響力を高めています。Patients like me では、疾患や症状別の患者の声や、効果のあった不安や悩みへの対処法などを検索でき、データをグラフや図表などでも閲覧できます。

同じ病気を持つ患者同士の情報共有（ピアケア）が、療養生活において非常に意味あるものであることは、よく知られています。しかし、難病のなかには、同じ疾患を持つ患者が少なく、医療施設内では情報共有ができないこともあります。そう

した状況でも、Patients like me のような交流サイトであれば、同じ疾患患者同士の交流が実現できます。

データをグラフ化し
解析に活用する試みも

また、Patients like me では、症状別、治療法別、普段の気晴らし方法など、さまざまなテーマで情報を交換し、その結果をいろいろなグラフで整理して見られるのも特徴です。例えば、「落ち込んだときはこの音楽」などのコメントの共感度などがグラフなどで見られます。さらに、患者の声を蓄積し、データ解析を行って医学論文にまとめる試みも始まっています。

一方で、日本の現状を顧みると、患者間のピアケアに大きな役割を果たしてきた患者会の活動が低調になっていることを見聞きし、残念に感じています。Patients like me の試みは、同じ病気に悩む患者たちのピアケアの場を、インターネット上で実現する方策の1つとして、また患者の声をエビデンス化する試みとして、注目すべき取り組みといえます。

第7章

調剤薬局と
ドラッグストアの行く末

薬局には、医療保険適用の医薬品販売を中心に事業を
運営している「調剤薬局」と、さまざまな日用品と併
せて医薬品販売を行っている「ドラッグストア」の形
態があります。医薬品販売事業は国の制度と報酬の影
響を受けやすく、国の施策の方向性をとらえることが
経営上の大きなテーマとなっています。

Chapter7

01

薬局とは

保険薬局、調剤薬局、ドラッグストアの違い

医薬品を販売する薬局ですが、「保険薬局」「調剤薬局」、また「ドラッグストア」など、さまざまな用語で呼ばれています。その違いは、法律による定義と事業構造の特徴にあります。

法律で要件が定められている「薬局」と「保険薬局」

日常会話でも気軽に使用する「薬局」という用語。厳密にいうと、その定義は薬機法（P.90参照）に定められており、法律用語です。「薬剤師が販売又は授与の目的で調剤の業務並びに薬剤及び医薬品の適正な使用に必要な情報の提供及び薬学的知見に基づく指導の業務を行う場所（薬機法第2条12項）」が正確な定義であり、「薬局」となるには、薬剤師の配置などの人的要件と、調剤室の設置などの体制要件を満たし、都道府県知事の許可を得る必要があります。

また、「保険薬局」は健康保険法などに基づく法律用語です。保険薬局は、「薬局のうち、健康保険法による保険指定を受け、公的医療保険制度による保険調剤業務を行える薬局のこと」を指します。こちらも「保険薬局」となるためには、法的な要件を満たした上で、厚生労働大臣の指定を受ける必要があります。

薬局や保険薬局は、法的な要件をクリアし、行政機関に申請し、認められてはじめて名乗ることができる、医薬品販売業の形態なのです。

保険薬局
一定の要件をクリアして運営されている薬局。公的医療保険の適用となるため、自己負担分3割などで処方箋医薬品の提供を受けることができる。

事業構造で分類される「調剤薬局」と「ドラッグストア」

一方で、「調剤薬局」や「ドラッグストア」は、法律で規定されていない一般用語です。医薬品を提供・販売する店舗のうち、「保険調剤業務を主とする薬局」のことを調剤薬局と呼び、「医薬品と化粧品を中心に、日用家庭用品、文房具などの日用雑貨、食品を取り扱う店舗」をドラッグストアと整理することが一般的です。事業構造の違いを明らかにするため、この2つの用語が使われています。

ドラッグストア
「処方箋受付」などの看板がある場合は、保険薬局を併設している。店舗内に薬剤師がいる区切られたスペースが、併設された「薬局」部分となる。

154

▶ 薬局の分類

薬局	薬機法に定められた設備などの条件を満たし、都道府県知事の開設許可を得た医薬品の販売店
保険薬局	医療保険からの給付を受けられる体制、人員の条件を満たし、厚生労働大臣による保険薬局の指定を受けた薬局
調剤薬局	「薬局」や「保険薬局」が法律用語なのに対し、調剤薬局は一般用語。医薬品販売の業態として、公的医療保険の対象となる保険調剤業務を主に行っている薬局
ドラッグストア	医薬品販売の業態の一種を指す一般用語。医薬品と化粧品を中心に、日用家庭用品、文房具などの日用雑貨、食品を取り扱う店

▶ 薬局のカテゴリー

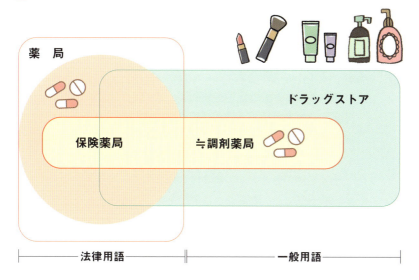

しかし、近年はドラッグストアの店舗の一部に保険調剤を行う薬局を併設する事業者も増えています。一方で、調剤薬局と呼ばれる事業者側でも、保険調剤適用の医薬品以外の一般用医薬品や健康食品、衛生関連グッズなどの販売を行うなど、事業領域を拡大してきている実態があります。

2つの用語の整理は、厳密なものではなく、あくまで店舗で中心的に扱っている製品の違いに焦点を当てた分類となっています。

Chapter7 02

調剤薬局の店舗数の増大

医薬分業の推進で 6万か所にのぼる薬局数

どの町を歩いていても目に入る薬局の店舗。その数はコンビニエンスストアよりも多い、全国で約6万件にものぼります。これだけの薬局がある背景には、制度ビジネスならではの事業構造があります。

全国6万店の背景にある医療費の増大

全国の薬局数は、厚生労働省の2019年度末の統計で60,171件。コンビニエンスストアの同末55,710件を超える数になっています。薬局は、病気でなければ訪れる機会が少ないため、日常的に立ち寄るコンビニエンスストアより数が多いのは意外な気がしますが、それには背景があります。

一般的な調剤薬局の事業構造は、売上のうち**保険調剤**業務が8割、その他の一般用医薬品の販売が1割強とされています。つまり調剤薬局は、公的医療保険制度の適用となる医療用医薬品の取り扱いを事業の中核とする「制度ビジネス」なのです。そのため、さまざまな国のルールの下に運営され、国の施策動向を背景に、これまで数を増やしてきた経緯があります。

まず指摘できるのが、事業収入のベースとなる医療費の増大です。我が国では、高齢化の進展により、医療費は年々増加しています。なかでも**調剤医療費**は医療費全体の伸びを上回る勢いで増加し、薬局事業の総市場が拡大してきました。

立地以外の差が出しづらい事業形態

さらに我が国では、**医薬分業**が推進されてきたことが、調剤薬局事業の広がりに大きな影響を与えました。1990年代より、病院・クリニックの院外処方が政策の後押しを受けて進められ、処方箋を受け付け、医薬品の提供を担う薬局が増える要因となりました。

また調剤薬局事業は、製品による差別化が難しいビジネスでもあります。医療用医薬品は公定価格であり、安売りすることはできません。

保険調剤
公的医療保険が適用される医薬品の調剤業務のこと。

調剤医療費
医療保険が関係する薬剤料と調剤業務にかかる技術料などを合計した医療費のこと。

医薬分業
医師による医薬品の処方と薬剤師による調剤業務の分業により、それぞれの専門性を発揮できる体制を整える考え方。日本では事業体を別にして両業務の独立性を確保する方針をとっている。

156

▶ 全国の薬局の増加（概数）

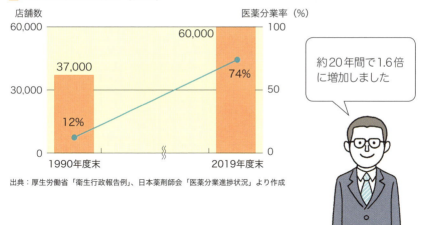

出典：厚生労働省「衛生行政報告例」、日本薬剤師会「医薬分業進捗状況」より作成

▶ 薬局の増加を後押しした要因

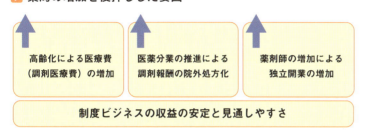

　そのため、大型病院の前などに「門前薬局」を設ければ、患者にとって利便性の高い院外処方の受け皿となり、ある程度の売上を確保できる事業環境がありました。薬剤師にとっても、良い立地さえ確保できれば経営の見通しがつくため、独立しやすい事業です。医薬分業が進み、病院ができ、医療費が伸びれば、調剤薬局ができるという背景がありました。

成長は打ち止め、過当競争の環境に

　こうした背景から、年々、調剤薬局数は増加し、医薬分業の一定の成果は得られたと考えられます。また、近年の薬価引き下げなどの医療費の抑制政策により、調剤薬局事業総体としての上限も見え始めています。事業数としては飽和しつつあり、調剤薬局の拡大基調は曲がり角を迎えています。

Chapter7
03

調剤薬局の収益基盤

調剤報酬の薬剤料と技術料

調剤薬局の売上は、医療用医薬品を患者に提供する際に、医療保険制度から支払われる「薬剤料」と、薬局の体制や業務内容にかかる「技術料」から成り立っています。

技術料
薬剤料に対し、薬局の体制や薬剤師の業務を評価して支払われる報酬のこと。

調剤薬局の収益基盤「調剤報酬」

調剤薬局の大きな収益基盤は公的医療保険制度の調剤報酬です。調剤医療費は、厚生労働省の定める調剤報酬点数によって決められ、原則1点を10円として会計時に計算されます。患者ごとの健康保険の自己負担割合（3割負担など）を掛けた金額が、薬局での患者への請求費となり、残りの費用は、薬局が審査支払機関に調剤報酬を請求することで支払われるしくみとなっています。

調剤報酬は薬剤料＋技術料の2階立て

薬剤料は、公定薬価により、医薬品ごとに定められています。これに技術料と呼ばれる調剤基本料、薬学管理料、調剤料を加えたものが、調剤報酬です。調剤基本料は、事業規模や運営体制をもとに設定されています。効率的な運営が可能な薬局チェーンや、1か所の病院からの処方箋で事業を行う大型門前薬局は低い報酬点数が付けられています。

大型門前薬局
病院前に設置された薬局は、当該病院の患者に合わせ、専業的かつ効率化した業務を行うため、地域医療への貢献に乏しいとの批判も多い。

薬学管理料は、患者ごとの継続的な薬歴の記録や、医薬品の内容、服用方法、注意などの説明にかかる費用です。調剤料は、医薬品の準備や調整にかかる費用です。こうした費用に各種の加算を加え、1回ごとの調剤報酬が決まります。

加算
主要な技術料に対して要件を満たした場合に、プラスした報酬点数をつける対応。反対に後発医薬品の使用割合が一定以下であるなど、国の決めた条件に満たない場合の減算もある。

薬局の体制や取り組みを評価する報酬設計

調剤報酬は、医薬品そのものの費用に加え、薬局の体制や、薬剤師が適正に薬学管理や調剤業務を行っているかを踏まえて報酬点数が決められています。そのため、薬局によって同じ医薬品の調剤を受ける場合でも、合計の費用が異なるケースがあります。良い取り組みを行っている事業者を報酬で評価し、その取り組み

158

調剤報酬の構成

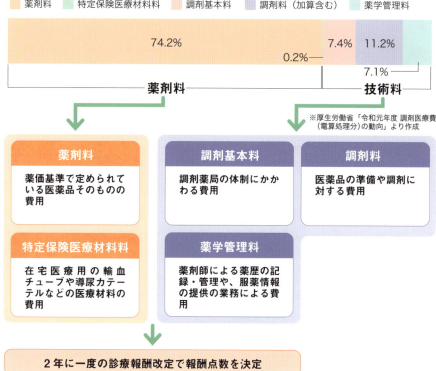

を広げていこうというのが調剤報酬の設計思想です。そのため、2年に一度の診療報酬改定が今後の事業の方向性を決める転換点となっています。

ONE POINT
調剤薬局事業の行く末を決める診療報酬改定

　一般的な調剤薬局の売上の約8割は、医療用医薬品の販売にともなうものです。そのため、2年に一度の診療報酬改定は、事業の今後を左右する一大事となります。近年は医療費削減のため、大型門前薬局の報酬を引き下げる一方で、患者の服薬状況の管理をしっかりと行っている薬剤師の活動を評価する報酬を新設するなど、大きな変更がなされています。

Chapter7
04

規制緩和による一般用（OTC）医薬品市場の拡大

セルフメディケーションを支援

風邪薬や胃腸薬など、日常的に使用する医薬品を薬局で購入する機会は少ないかもしれません。医薬品販売の規制が緩和され、ドラッグストアやインターネット販売などで購入できる医薬品が増えています。

「大衆薬」改め「OTC医薬品」が登場

OTC医薬品とは、病院で医師による診療を受けた上で処方してもらう「医療用医薬品」ではなく、薬局やドラッグストアなどで自分で選んで買うことができる「一般用医薬品」と「要指導医薬品」のことです（P.138参照）。一般的には「大衆薬」や「市販薬」と呼ばれていた医薬品ですが、近年はOTC医薬品という名称に整理されました。セルフメディケーション（自己治療）を促進する医薬品市場の新たなけん引役として注目され、日本OTC医薬品協会では2015年に1兆1,000億円の市場が、2025年には1兆8,000億円まで伸長すると予測しています。

OTC医薬品による「自分でできる治療」を推進

セルフメディケーションとは、主に風邪や下痢などの比較的病状の軽い「軽疾患」分野で、患者自身が病状の程度を判断し、主にOTC医薬品を利用して自らの責任で治療を行うことをいいます。OTC医薬品を購入しやすくする税制度の導入や、効果の見込める医薬品を増やす制度改革が進められています。

2009年に薬事法が改正され、それまで薬剤師の対面販売が義務付けられていた一般用医薬品の一部が、登録販売者（P.138参照）によって販売できるようになりました。2014年には、薬事法を改正した薬機法により、一般用医薬品の一部のインターネット販売が可能になり、さらに規制緩和が進みました。

さらに、政府の規制改革推進会議では、医療用医薬品として実績のある有効成分を転用して製品化する「スイッチOTC医薬品」の開発促進の方針を打ち出しています。また、スイッチOTC医薬品が発売された医療用医薬品を、保険適用の対象から外す検討

薬事法
日本の医薬品関連の基本法規。2014年に「医薬品、医療機器等の品質、有効性及び安全性の確保等に関する法律（略称：医薬品医療機器等法、薬機法）」に改称された。

規制改革推進会議
内閣総理大臣の諮問により、経済社会の構造改革について省庁の枠を超えた総合的な見地から調査・審議する機関。

▶ セルフメディケーションの対応領域のイメージ

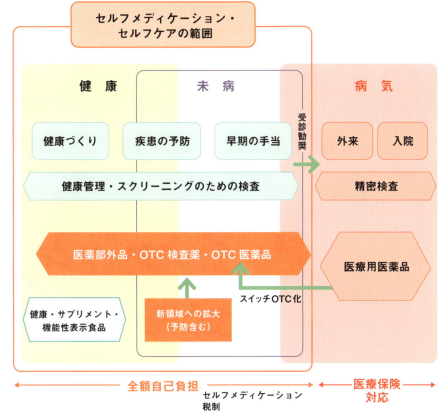

出典：OTC医薬品協議会「OTC医薬品産業グランドデザイン 〜人生100年時代・生涯現役社会の一翼を担うために」より作成

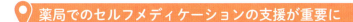

セルフメディケーション税制によってスイッチOTC医薬品が医療費控除の対象になります

もなされています。

薬局でのセルフメディケーションの支援が重要に

　OTC医薬品のなかでも、スイッチOTC医薬品は効果が強い傾向にあります。そのため、薬局薬剤師が、OTC医薬品を含めた医薬品使用全般の安全使用に貢献することが期待されています。調剤薬局においても保険適用の調剤業務に加えてOTC医薬品販売の強化が進められています。

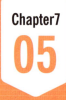

厳しさを増す門前薬局の事業環境

病院前に立ち並ぶ薬局の損益率の低下

病院前に立ち並ぶ「門前薬局」も見慣れた光景になっていますが、立地に即した調剤薬局事業は岐路を迎えつつあります。診療報酬改定では、高収入の事業体へのメスが切り込まれています。

「門前薬局」の経営上のメリット

　病院の正面の道に軒を連ねる「門前薬局」。複数店が並ぶのはよくある光景です。これまでは競合事業者が隣に立地していても事業が成り立つ基盤がありました。調剤薬局の顧客は、病院・クリニックで診療を受け、医師から処方箋の発行を受けた患者です。患者は処方箋をどの薬局に持って行ってもOKです。医薬品を受け取る観点では、どの薬局にも違いはないため、移動の利便性が高い医療機関に近い薬局で済ませる実態がありました。

　また、調剤薬局運営において、地域の多数の医療機関の患者に対応するためには、各病院で採用している多様な医薬品を在庫として確保しておく必要がありますが、門前薬局であれば目の前の大病院が採用している医薬品を揃えておけばよいというメリットもあり、効率的な経営が可能でした。

特定の病院からの処方に頼った運営を低く評価

　近年の診療報酬改定では、こうした門前薬局を狙い撃ちにした報酬の引き下げ策がとられています。2016年度の診療報酬改定では、大型門前薬局が対象となる、特定病院からの処方箋集中率、処方箋の受付回数の高い薬局に、低い調剤基本料が設定されました。併せて複数店舗を持つ大規模チェーン薬局を対象とした低い調剤基本料も設定されています。

　2018年度の診療報酬改定では、さらに小規模な門前薬局まで対象が拡大され、2020年度改定では、地域の他の医療機関からの処方箋受付を進めていない薬局にも報酬引き下げの対象が拡大されました。

処方箋集中率
単一の医療機関からの処方箋の集中率は、調剤業務がその病院の患者に限られていることを示す。

処方箋の受付回数
調剤薬局は処方箋の受付が業務のスタートとなる。一般的な顧客数と同様の意味を持ち、店舗の事業規模を示す。

▶ マイナス改定による門前薬局の損益率の大幅低下

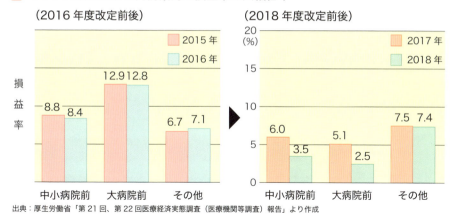

出典：厚生労働省「第21回、第22回医療経済実態調査（医療機関等調査）報告」より作成

▶ 門前薬局を対象とした報酬上の評価の見直し

	大型チェーン薬局・敷地内薬局以外の門前薬局	大型チェーン薬局
2016年度改定	調剤基本料25点の範囲を拡大（処方箋受付回数：2,500回超⇒2,000回超）	大型チェーン薬局を想定した調剤基本料20点を新設（グループ全体の処方箋：月4万回超＋集中率：95％超）
2018年度改定	調剤基本料25点の範囲を拡大（処方箋の集中率：90％超⇒85％超）	調剤基本料20点（大型チェーン薬局）の範囲を拡大（処方箋の集中率：90％超⇒85％超） 超大型チェーン薬局を想定した調剤基本料15点を新設（グループ全体の処方箋：月40万回超＋集中率：85％超）

出典：厚生労働省「平成28年度、平成30年度診療報酬改定」資料より作成

🔴 度重なる改定で門前薬局の損益率は低下

　厚生労働省の調査では、2016年には13％程度あった**損益率**が、2018年度改定後には2.5％と大幅に低下したことが示されています。度重なる薬価のマイナス改定に加え、調剤基本料の引き下げの影響を大きく受けた形です。

　門前薬局が好立地に安住できた時代は終わり、報酬で高く評価される患者への24時間体制の継続的な薬学的支援、在宅地域医療への貢献などの要件を達成していく必要があります。さらに、時間と場所に影響されない**オンラインを中心とした調剤業務の道もひらかれており、病院前の光景も一変する**かもしれません。

損益率
診療報酬改定前に医療経済実態調査と呼ばれる経営実態調査が行われ、診療報酬改定に関する検討の材料とされる。

Chapter7 06

求められる調剤薬局業務の変革

対物業務から対人業務へ 調剤薬局が果たす役割

調剤薬局の薬剤師の役割は、医薬品を受け渡すことではなく、患者の適正な薬物治療を支援することです。薬剤師ならではの薬学的な知識を生かした対人業務を高く評価する報酬改定が行われてきています。

📍 薬機法で「継続的なフォロー」の役割を義務化

2020年9月施行の改正薬機法では、薬剤師が<mark>調剤時に限らず、必要に応じて患者の医薬品の使用状況の把握や服薬指導を行うことが義務化</mark>されました。具体的には、「調剤した医薬品の適正な使用のために必要と認める場合には、患者の医薬品の使用の状況を継続的かつ的確に把握し、関係者と情報共有し、薬学的知見に基づく指導を行わなければならない」旨が規定されています。

処方箋を受け付け、医薬品を提供する最低限の<mark>対物業務</mark>にとどまるのではなく、医薬品提供後の服薬状況の確認とフォロー、問題があった場合は医師をはじめとする関係者と情報共有しながら、適正な医薬品使用につなげることが求められています。

📍 報酬改定でも「対人業務」を評価

こうした<mark>薬剤師の対人業務の役割は、近年の調剤報酬の改定内容にも盛り込まれてきていました</mark>。2016年度改定では、患者ごとに1人の薬剤師が継続して薬歴や服薬状況を管理して、適正な薬物治療をサポートする「かかりつけ薬剤師」(P.150参照)に関する報酬が設けられました。患者の同意を得て、かかりつけ薬剤師としての業務を行った場合に、一定の点数が加算されるしくみです。

一方で、情報共有による問題解決も、2018年度改定で患者の意向を踏まえ、患者の<mark>服薬アドヒアランス</mark>および副作用の可能性などを検討した上で、処方医に減薬の提案を行い、処方される内服薬が減少した場合を評価する「服用薬剤調整支援料」「地域支援体制加算」などが設けられています。

患者の医薬品の使用状況の把握や継続的なフォローアップは、

対物業務
処方箋の受け取りや、医薬品の調整業務、交付医薬品のチェックなどの定型業務が想定されている。

対人業務
個々の患者に対する服薬状況の確認や指導、服薬上の問題点などを関係者にフィードバックして解決にあたるなど、継続的な支援が想定されている。

服薬アドヒアランス
患者が薬物治療の意義や服用の大切さを理解し、積極的に治療に取り込む態度のこと。似た用語の「服薬コンプライアンス」は、服薬回数や手順を守っている程度や「服薬遵守率」を示す、より狭い意味となる。

▶ 調剤薬局業務の対人業務と対物業務

主な対人業務
- 処方内容のチェック（重複投与・飲み合わせ）、処方提案調剤時の情報提供、服薬指導
- 調剤後の継続的な服薬指導、服薬状況などの把握
- 服薬状況などの処方医などへのフィードバック
- 住宅訪問での薬学的管理

主な対物業務
- 処方箋受け取り・保存
- 調製（秤量、混合、一包化）
- 薬袋の作成
- 監査（交付する医薬品の最終チェック）
- 医薬品交付
- 在庫管理

▶ 継続的なフォローアップサイクルの考え方

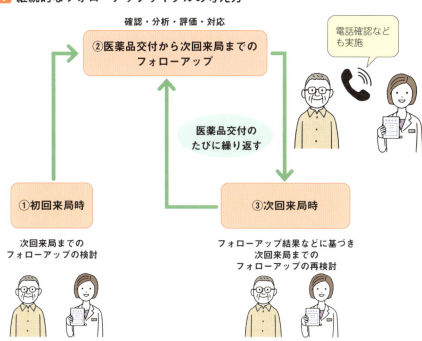

医薬品の適正使用に携わる専門職であるからには当然実施すべき業務です。ですが、法律として義務規定が明記されました。報酬対応だけではなく、薬学的な知見を持つ専門職としての役割を地域で果たすことが期待されています。

大手調剤薬局チェーンにおける不正請求

薬局を巡る不正事件の背景

調剤薬局事業は公的医療保険制度の調剤報酬に売上の多くを頼るビジネスです。報酬請求にはさまざまなルールが設けられています。残念ながら大手事業者も含めた不正事件も生じています。

大手調剤薬局などで発覚する薬歴の未記載

調剤薬局の不正で断続的に報告されているのが、薬歴薬剤服用歴（薬歴）の未記載です。2015年には大手ドラッグストアチェーンの調剤薬局2社で薬歴未記載が判明し、日本薬剤師会のほか、日本保険薬局協会、日本チェーンドラッグストア協会の3団体で傘下薬局の自主点検を求めたところ、1,220薬局で約81万件の薬歴未記載が判明しました。

薬歴は、**重複処方**などを防ぐため、薬剤師が患者の症状や併用薬などを聞き取り、保存する調剤報酬請求の根拠となる書類です。「**保険薬剤師**は、患者の調剤を行った場合には、遅滞なく、調剤録に当該調剤に関する必要な事項を記載しなければならない」（**薬担規則**第10条）と定められていますが、患者の薬歴の記載が行われていない、不備があるなどの事実がわかりました。

薬歴がなければ、基本的に調剤業務にともなう薬剤服用歴管理指導料などの診療報酬の請求は認められません。しかし残念ながら、行政としても年間8億件にも及ぶ処方件数すべての書類を精査することはできません。薬歴などの書類は、事業所に少なくとも2年間は保管・管理し、必要に応じて行政の訪問調査が行われるしくみです。このケースでは、調査の上、未記載の事実が判明した不正請求分の返納が行われました。

不正の背景にある業務体制

薬歴未記載の背景にあるのが、**薬剤師の業務体制**です。調剤業務は保険薬剤師が実施する必要がありますが、処方箋数に追われ、営業時間外にまとめて記録することが常態化していたと予想されます。不正が判明したケースでは、患者に対応しながらのコンピ

重複処方
患者が複数の医療機関にかかっている場合に、同じ医薬品や同じ効果を持つ医薬品が同時に処方されてしまうこともある。

保険薬剤師
公的医療保険の適用を受ける調剤を行えるのは保険薬剤師のみである。申請の上、厚生労働大臣による登録票の交付を受ける必要がある。

薬担規則
「保険薬局及び保険薬剤師療養担当規則」のこと。保険薬局業務で守らなければならない基本事項をまとめた厚生労働省令である。

薬剤服用歴管理指導料
保険薬局の診療報酬の1つ。薬剤師が患者に対し、医薬品情報の文書での提供、薬歴管理、服薬指導、残薬確認、後発医薬品に関する情報提供を行った場合に算定できる。患者の来局ごとに算定できるため、薬局の収入源としても重要である。

▶ **保険薬局と保険薬剤師に関する主な関係法令と概要**

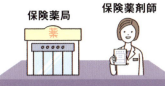

ューター入力が難しいため、一度紙にメモをし、あとでまとめて入力することにしていたようですが、入力しないままになってしまったようです。

　調剤の際、薬剤師が専門性と責任をもって患者の状態を聞き取り、患者への服薬指導に生かすことが規定の趣旨です。業務過多により対応できない状態は論外といえます。事業者の業務体制整備の課題もクローズアップされています。

医薬品卸業では薬剤師の配置義務違反も

　なお、前述の自主点検では、薬剤師が実施することが定められている調剤業務を、無資格者が実施していたという回答もあったとされています。

　医薬品を扱う事業には法律上、薬剤師の配置が義務付けられている業務が多数存在します。医薬品の管理や流通の場面にも、薬剤師の配置義務があります。しかし、実際に働いていない薬剤師資格者の名義で行政の確認資料に代えた不正事件も確認されています。薬剤師の雇い入れ費用の削減が目的と想定されますが、もちろん薬機法上違法です。

Chapter7

08

拡大を続けるドラッグストア

ドラッグストアチェーンと
中小事業者の事業環境

医薬品とともに食品や日用品なども扱うドラッグストア。医療用医薬品まで
対応する調剤併設型の店舗を展開する事業者も増え、調剤薬局事業の一翼を
担っています。

調剤薬局事業の拡充を図るドラッグストア

M&A
企業・事業の合併
(Mergers) や買収
(Acquisitions) の
こと。

　近年、大手ドラッグストア（DS）チェーンは、いずれも調剤併設型ドラッグストアの展開に力を入れており、中小の事業者が多い調剤薬局業界で、積極的にM&Aによる事業拡大を進めています。

　業界売上トップのウエルシアホールディングスも、調剤薬局併設のウエルシア薬局の開設を積極的に進めてきた事業者です。2016年2月期末で777店だった併設店舗を、2020年2月期末に1,437店と倍増させています。スギ薬局を展開するスギホールディングスも、調剤薬局の併設店舗を年100店のペースで拡大し、2020年2月末には1,163店となりました。

医薬品販売の規制緩和に合わせて事業を拡大

登録販売者制度
2015年より一定の
研修を受けた登録販
売者を配置して販売
する場合、薬剤師の
配置がなくても一般
用医薬品の一部の販
売が可能となった
(P.138参照)。

　2015年の薬事法改正により、登録販売者制度が創設されたことを契機に、食品や日用品などの販売と相乗効果を図れる医薬品販売の強化が進みました。調剤薬局を併設するDSが増えはじめ、その傾向は近年より強まっています。2019年度の売上高で見ると調剤薬局事業で、大手調剤薬局チェーンと並ぶ1,000億円超の売上を達成する事業者も出てきています。

　DSの強みは日常生活に必要な多様な製品を取り揃え、医薬品のニーズにも対応できる点です。

　既存の調剤薬局は、小規模な店舗で医薬品のみを取り扱う事業者が多く、制度ビジネスならではの調剤報酬のさじ加減に振り回される実態もあります。しかし、DSは多様な製品群による収益の分散化により、そうした影響を受けづらく、安定した経営を実現しています。

　とくに近年は、医療費抑制による調剤薬局事業の経営悪化が続

168

▶ ドラッグストアと大手調剤薬局の調剤薬局関連事業の売上高（2019年度）

大手調剤薬局

事業者名	売上(億円)	調剤売上(億円)	調剤の売上比率	調剤店舗数
アインHD	2,926	2,638	90.1%	1,088
日本調剤	2,685	2,310	86.0%	650
クオール	1,654	1,532	92.6%	778
メディカルシステム	1,052	996	94.7%	416

大手ドラッグストア

事業者名	売上(億円)	調剤売上(億円)	調剤の売上比率	調剤店舗数
ウエルシアHD	8,683	1,555	17.9%	1,437
ツルハHD	8,410	856	10.2%	615
スギHD	5,420	1,053	19.4%	1,163
ココカラファイン	4,039	643	15.9%	314
マツモトキヨシHD	5,906	500	8.5%	312

出典：上場企業2019〜2020年にかけての各社決算より作成
　　　調剤薬局関連事業のセグメント発表を実施している各業種の大手事業者を調査対象とした

▶ 大手ドラッグストアの調剤併設型事業所数の推移

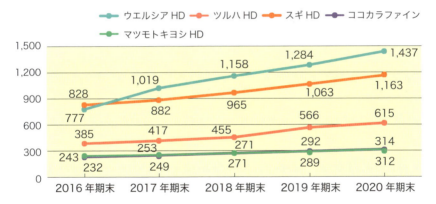

いており、大規模資本のDSなどに中小事業者が吸収される道を選ぶことも増えています。調剤薬局事業の将来像の1つに、オンラインでの服薬指導に対応し、医薬品を郵送するスタイルが予測されていますが、そうしたデジタルへの対応には、基盤整備への投資が必要です。

　DSの強みは、今後の調剤薬局に必要なOTC医薬品から食品まで、「健康サポート」に資する製品を備えていることです。今後も調剤薬局併設型DSの躍進が続くと予測されています。

Chapter7
09

新型コロナウイルスの調剤薬局事業への影響

受診控えも単価上昇により
問われるオンライン対応

新型コロナウイルスの流行は調剤薬局事業にも影を落としています。短期的には、処方受付が減少したものの、1処方当たりの単価が上昇し、経営への大きな影響は抑えられました。長期的な影響が懸念されています。

受診控えにより処方受付減も単価増

2020年度上半期（4月〜9月）の病院やクリニックの受診患者数は外来患者を中心に減少しました。その結果、調剤薬局でも処方箋を持って来店する患者数が減少しました。一方で、処方箋1枚当たりの単価は上昇し、調剤薬局事業全体の売上動向を示す医療薬剤費は、前年同期比で3.8%の減少にとどまりました。

調剤薬局は、公的医療保険適用の医薬品が売上の過半数を占める経営形態であるため、経営上の大きな打撃です。一方で、病院・クリニックよりは影響が抑えられました。

コロナ禍では、感染予防のため、不急の受診機会を減らす対策がとられ、医薬品の処方は「2週間分を1か月分」「1か月分を3か月分」にするなど、投薬期間が変更されました。投薬期間を延長した日数分、医薬品の量が増え、1回当たりの処方単価が上昇したことを示しています。しかし、これは短期的な影響です。病院・クリニックでの新規患者の受診が減っていることから、長期的に売上の減少傾向が続く可能性が指摘されています。

大手チェーンは新規顧客増と衛生用品の特需も

新型コロナウイルス流行下で、多くの調剤薬局が前年比で売上を減らした一方、ドラッグストアなどでは、新規出店やオンライン対応など、新規患者の取り込みを進めた結果、調剤薬局事業でも前年比で売上を伸ばした企業もあります。さらにコロナ禍で伸長した消毒薬やマスクなどの衛生用品の販売、食品などの買い溜め需要も取り込み、事業全体での売上は増加しています。

一方で、事業収入の大半を処方箋医薬品が占める、中小規模の調剤薬局事業者にとっては厳しい経営環境となっています。

外来患者
通院して治療を受けている患者のこと。入院治療を受けている患者以外のことをいう。

投薬期間
医薬品の投薬期間は原則的に医師の判断で決められる。新薬や依存性のある向精神薬などは、14日、30日など、投薬期間の制限がある。

170

▶ 新型コロナウイルス流行下(2020年上半期4〜9月)の概算医療費の前年同期比

	医療費	1日当たり医療費	延患者数
医科入院	▲4.7%	+1.8%	▲6.3%
医科入院外	▲7.2%	+7.0%	▲13.3%
歯科	▲4.9%	+7.5%	▲11.5%
調剤	▲3.7%	+8.7%	▲11.4%

- 病院やクリニックに比べて影響は抑えられた
- 調剤の場合は処方1枚当たりの単価が上昇した
- 患者数が大幅に減少し、医療費は前年同期比マイナスに

調剤医療費 ＝ 単価 × 患者数

▶ 医科（病院・クリニック）、歯科、調剤薬局の概算医療費の推移（前年同期比）

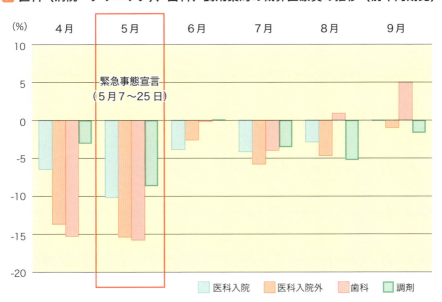

緊急事態宣言（5月7〜25日）

凡例：医科入院　医科入院外　歯科　調剤

出典：厚生労働省「最近の医療費の動向」（令和2年度9月号）より作成

第7章　調剤薬局とドラッグストアの行く末

Chapter7

10

今後求められる薬局像

医薬品を軸とした
地域の健康ステーションに

医療費抑制の流れが続くなか、保険調剤に頼った薬局経営は、今後も厳しさを増すことが予測されます。地域に必要な「健康ステーション」としての拠点を目指し、薬局の機能を拡張する試みも始まっています。

健康を支援する拠点としての展開に活路

「薬局」であることの事業上の強みは、医師から何らかの疾患治療の処方を受けたほとんどの患者が訪問し、医薬品の提供を受ける拠点となっていることです。そうした患者は、健康面でのリスクを抱えた、より健康への意識の高い顧客層です。

医薬品提供という事業領域にとどまるのではなく、より健康であり続けるための総合的な支援を行う、地域の「健康ステーション」化が目指されています。

薬局機能を主軸にした健康ステーションの事例

セルフメディケーション

一般用医薬品やサプリメント、健康食品などを活用し、自分の健康を自身で管理し、軽い病気を予防・緩和すること。WHO（世界保健機関）では「自分自身の健康に責任を持ち、軽度な身体の不調は自分で手当てすること」と定義している（P.160参照）。

実際の取り組みとしては、がん患者や生活習慣病患者などを対象に、服薬に関する悩みや軽微な体調不良に対する対処方法に応じる相談会や講演会の開催などが行われています。

こうした取り組みは、薬剤師ならではの専門性を生かし、医薬品による治療を中心に、患者の悩みに応える地域拠点としての機能を果たす方策です。軽微な体調不良については、セルフメディケーションと呼ばれるOTC医薬品の使用についても対応し、医療用医薬品にとどまらない製品群の提案も実施しています。

健康関連の複合施設化も

病者用食品

糖尿病患者や高血糖患者におけるたんぱく質の制限など、疾患により食事療法が求められることがある。そうした患者専用の食品が市販されている。

また、薬局運営を軸にした健康に関する複合施設化も進められています。例えば、北海道帯広市のまつもと薬局は、栄養相談、理学療法士・介護福祉士による運動療法の提供など、「くすり」「栄養」「運動」の3つの業務を融合した「健康サポート薬局」を展開しています。とくに、医薬品との関連が深い栄養分野では、各支店に栄養士を常駐させ、既存の病者用食品や健康食品だけで

172

薬局の機能を拡張した「健康ステーション」化

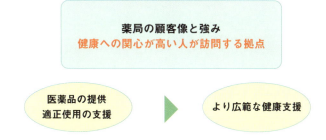

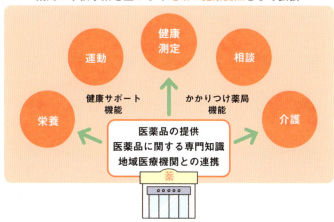

はなく、各種レシピの提供、カフェの運営、オリジナルのたんぱく調整食品の開発など健康支援事業を広げています。

　また、広島県呉市のオールファーマシータウン（マイライフ）は薬局にコンビニエンスストアを併設し、同じ建物内に医療モール、健康測定ルーム、フィットネススタジオ、健康測定器、タニタとコラボレーションした健康カフェ、介護相談事業所を併せ持つ総合健康拠点として運営されています。「誰でもアプローチできる健康を考える場」として企画された複合施設で、健康に関心を持つ顧客にワンストップで応える健康ステーション化が図られています。

COLUMN 7

薬剤師業務にもAIの波

ミスをなくし対人業務に
注力するための自動化

　この仕事を始める前は、医薬品の取り違えによる医療事故のニュースに対し、「またか、どうして？」などと思っていましたが、病院の薬剤室で、その背景を理解しました。壁一面に立ち並ぶ薬剤ボックスに、1,000種類を優に超える医薬品。同じ箱詰めの似たような剤形に、似たような名前（例えば「アルマール」と「アマリール」など）。これでは間違えるのも無理はありません。

　そうした医薬品の過誤をなくす取り組みを地道に続けてきたのが薬剤師です。「この患者の状態であれば、この医薬品は併用されない」「この2つの医薬品は併用禁忌で、一緒に使われない」「体重に対して投与量が過大」など、医薬品の知識を生かし、的確な判断をしています。

　そのような薬剤師の業務にも、AIやオートメーション（自動化）の波が訪れています。例えば、処方箋を画像認識して必要な医薬品を薬剤棚から取り出し、指定の分量、1回分の投与量に小分けして用意。さらに、前述した名称によるミスや禁忌薬のチェック、投与量などの間違えやすいケースをAIにより学習し、必要に応じて確認を促す注意喚起もしてくれるなど、AIやICTの技術により実現しつつあります。

定型的な業務の
約9割が代替可能

　こうした新たなシステムや機器を導入した例も登場しています。ドラッグストアチェーンのトモズが2019年に始めた薬局での実証事業では、なんと定型的な調剤業務の約9割を代替できたそうです。技術の発展に驚くとともに、今後必要とされる薬剤師のあり方について、思いを巡らさざるを得ませんでした。

　同実験では、効率化できた時間で患者への対人業務に注力できる環境がつくられたことが最大のメリットといわれています。薬剤師の業務のうち、定型的な業務はAIや機器に任せ、より複雑で個別的な患者ごとの対人業務に専門性を発揮してもらう時代がもう間もなく来るでしょう。

第8章

ビジネスの前提となる
社会保障システム

医薬品ビジネスの前提となるのが国の社会保障制度です。医療保険制度により、患者の負担を抑えて医療を受けられるしくみが医薬品の大きな市場を生み出す背景にあります。事業の見通しを立てる上で社会保障制度のしくみと動向を理解することが不可欠になっています。

Chapter8
01

医療費と負担額

社会保障制度で賄われる医療費

私たちが薬局窓口で支払っている費用は自己負担分です。残りは医療保険などの社会保障制度で賄われています。医薬品による治療が、支え合いの制度の上に成り立っていることを忘れてはいけません。

社会保障制度
国民の生活の安定を支える公的支援制度。公的年金や医療保険、介護保険、児童手当、生活保護などが主要な制度となる。

医療保険
公的医療保険制度には勤労世帯が加入する企業・職種別の健康保険のほか、国民健康保険、75歳以上の人を対象とした後期高齢者医療制度などがある。また民間医療保険としては、いわゆるがん保険や生命保険に付加されている医療費の支払い制度がある。

公費負担制度
難病や公衆衛生の上で対応が必要な感染症、公害などの場合は、医療費の全額を国などが支給するなどの公的支援策がある。

薬局窓口で支払う費用は自己負担分

薬局窓口で患者が支払う医療費は、医療保険の支払い分を除いた自己負担額です。自己負担の割合は年齢や収入によって異なり、1〜3割に設定されています。病院での治療の際に医薬品を使用する場合の医療費も同様に、自己負担額のみの支払いです。

さらに、医療費の自己負担には、月ごとの負担の上限額があり、例えば70歳以上の都内在住で年収約370万円までの人（住民税課税）は、月額5万7,600円（外来のみの利用は年額14万4,000円）が自己負担の上限額となります（8-02高額療養費制度参照）。

医療保険制度は、支え合いの基本理念に基づき、加入者が傷病に備えてあらかじめお金（保険料）を出し合い、実際に医療を受けたときの医療費の支払いに充てるしくみです。

日本では、すべての国民に公的な医療保険制度への加入を義務付ける国民皆保険制度をとっています。誰でも安心して医療を受けられる体制が整っているのが、我が国の医療制度の特徴です。

医療費総額43兆円をどうカバーするかが課題に

他にも自己負担額の軽減策としては、医療費と介護費の合算制度、難病や感染症における医療費の公費負担制度（公費医療制度）などがあります。そのため、医療用医薬品の費用は、私たちが病院や薬局で支払う感覚からは想像できないほどの多くの費用が動いています。こうした費用を積み上げた国民医療費の総額は、2018年度で約43兆円にのぼり、年々増加し続けています。この費用を誰がどのように負担するのか、このままの医療制度のしくみでよいのか、今後の日本社会の大きな課題となっています。

▶ 年齢と所得により決められる医療費の自己負担割合

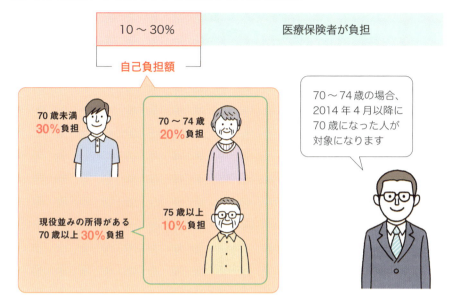

▶ 医療保険制度による医療費負担のしくみ

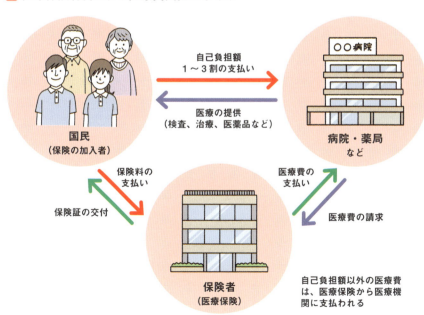

第8章 ビジネスの前提となる社会保障システム

Chapter8 02

医薬費を抑えるさまざまな負担軽減策

医療費全体の1割にとどまる 自己負担分の割合

医療保険制度では、患者の医療費負担が過重なものとならないよう、月額の負担上限額が設けられています。もちろん、この医療費には医薬品の費用も含まれます。

一定額以上は医療保険制度が超過分を負担

医療保険制度による窓口定率負担（1〜3割）は、皆保険制度をとる我が国の代表的な自己負担の軽減策です。しかし、大きな手術や入院治療、抗がん剤治療など、医療費が高額になった場合は家計に大きな影響を与えます。そこで家計の負担が過重にならないよう、月ごとの医療費の自己負担額に上限を設ける「高額療養費制度」というしくみが設けられています。一定額（自己負担限度額）を超えた場合は、加入する公的医療保険が超過分を支払うしくみです。

医療費には医薬品の費用も含まれます。例えば、抗がん剤の外来治療では月10数万円から、場合によっては数百万円もの費用がかかります。こうした非常に高額な場合でも、70歳以上の一定所得以下の人であれば、条件により月額1万8,000円（外来受診の場合）の自己負担限度額で利用できるようにしています。

高額療養費制度
国民が安心して生活できるように月額医療費の上限を決め、それ以上の費用は加入している医療保険がカバーする制度のこと。

医療費と介護費の合計額で負担軽減も

また、高齢者などで、1年間の公的な医療保険と介護保険のサービス費の自己負担額が高額になってしまった場合に、負担額を世帯単位で軽減する「高額医療・高額介護合算療養費制度」もあります。例えば、70歳以上の世帯で所得が一定以下の場合、医療保険と介護保険で使用した自己負担額は年56万円を上限とし、超過額の払い戻しが受けられます。

高額医療・高額介護合算療養費制度
医療と介護を併用する際の合計費用をもとに、年の上限額を決め、自己負担額を軽減する制度のこと。

国民総医療費の患者負担分はわずか11.8%

さらに、障害を持つ人や児童、難病や感染症などの福祉や公衆衛生の観点から、医療費の全額や一部を国や地方自治体が支払う

▶ 70歳の夫婦 ―年収約370万円まで（住民税課税）― 世帯の医療費負担のケース

夫婦どちらかの月の医療費が100万円となった場合の自己負担額

※年収は都内在住の場合

```
←――――――――――― 100万円 ―――――――――――→
```

| 2割分 | 医療費8割分は医療保険から支給 |

医療保険制度により自己負担割合2割分の窓口支払いとなる

```
←―――― 20万円 ――――→
```

自己負担上限額	高額療養費の支給額
5万7,600円	14万2,400円

自己負担額は高額療養費制度によりさらに抑えられる

その他の負担軽減措置
- 高額療養費制度（世帯合算）
- 高額医療・高額介護合算療養費制度（世帯合算）
- 公費医療制度

さらに負担が減る可能性も…
- 外来のみなら高額療養費の月額上限額は1万8,000円に
- 夫婦どちらも医療費を支払っていれば、月の自己負担上限額は2人合わせて世帯で5万7,600円に
- 過去12か月間に高額な医療費負担が3回以上あれば、月の自己負担上限額は4万4,400円に
- 介護保険も使っていれば、世帯の自己負担額は医療費の自己負担額と合わせて年56万円まで

公費医療制度も設けられています。こうした各種の負担軽減策もあり、2018年度の国民医療費に占める自己負担額の支払い割合は11.8%にとどまります。残りの約9割は、医療保険49.4%、公費医療や税金からの拠出費を含む公費38.1%の構成です。医療費のほとんどは医療保険制度などの公的な制度により賄われています。そのため、医薬品ビジネスにおいては、国の各種の社会保障制度を理解しておくことが重要になっています。

国民医療費
公的な医療保険の対象となる医療費総額のこと。公的医療保険の対象とならない風邪薬や胃腸薬の購入費などは含まない。

Chapter8
03

少子高齢化による社会保障制度の危機

給付と負担のバランスをとる
医療費抑制政策

2018年度の国民医療費は前年度比0.8%増の約43兆4,000億円となりました。保険料と公費（税財源）による負担は限界とも指摘され、対応策がとられています。

増加の背景にある高齢化と医療高度化

　日本の医療費は、直近10年で1年ごとに2.4%、約1兆円を超えるペースで増加しています。なかでも医療費の約6割を占める高齢者医療費の増加が著しく、現在のしくみのままでは医療費の給付とその財源のバランスをとることが難しくなっています。

医療保険制度は現役世代の負担

現役世代
主に20歳から65歳までの、保険料を納めて公的年金制度、公的医療保険制度をはじめとする社会保障制度を支えている世代のこと。

超高齢社会
人口のうち65歳以上の人の割合が25％超となった社会のこと。日本は超高齢社会の世界のトップランナーである。

　医療費を含む日本の社会保障制度の基本は、現役世代の保険料を柱としてその財源を支えるしくみです。人口バランスにおいて、現役世代が多い時代は、多くの人で財源を支え合う素晴らしいしくみでしたが、現在の高齢者人口が28％を超える超高齢社会下では状況が異なります。

　医療費を多く使用しているのは高齢者です。65歳以上の1人当たりの医療費は、65歳未満の約4倍、75歳以上に限れば約5倍となります。今後の人口推計では、75歳以上の高齢者が増加する一方で、支え手側の現役世代は減少するため、これまで以上の医療保険料の負担が求められることが予測されています。

　わかりやすく65歳以上の高齢者を何人の現役世代で支えているかという表現もあるように、若い世代に過剰な負荷がかかることが見込まれ、制度の危機にあることは間違いありません。

75歳以上の一定所得以上の人の負担率を2割に

　こうした医療費制度の危機的状況を背景に、最近報道されることの多い、いわゆる「医療費抑制」や、高齢者をはじめとする受益者の負担増の施策がとられています。2022年から、これまで医療費の1割負担だった75歳以上の自己負担割合が、年収200

▶ 国民医療費の年度別の推移（2007年度を100とした場合）

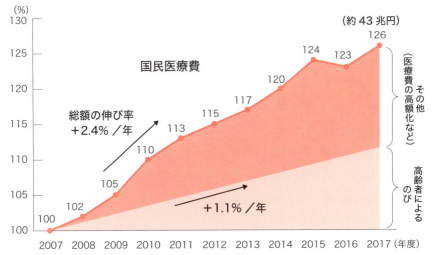

出典：財務省・財政制度分科会「社会保障について①（参考資料）」（令和2年10月8日）より作成

▶ 高齢者1人当たりの年間医療費

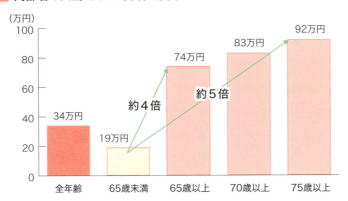

出典：厚生労働省「平成30年度国民医療費の概況」より作成

万円以上の人については2割負担とすることが決まりました。

　これまでどおりでは制度が成り立たない以上、改革には**給付制限**や負担増などの痛みをともないます。社会保障制度の給付と負担のバランスをどのようにとり、どういった社会を目指すのかは、私たち誰もが考えなければならない問題です。

給付制限
保険から出すお金を抑えること。医療保険制度からの医療費の支払いのことを「保険給付」という。

Chapter8
04

医療費に占める薬剤費の現状

マイナス改定が続くなかでも
薬剤費は約1.5倍の伸び率

医療費のうち医薬品関連の費用は全体の2割程度です。薬剤費総額は、2年に一度の薬価改定でマイナス改定が続くなかでも増え続けています。

薬剤費は医療費の2割程度で推移

　医薬品市場の約9割は、医療保険適用の医療用医薬品です。国民医療費が年々増大していることは前項（8-03）で触れましたが、その傾向は薬剤費も同様です。

　我が国において、1年間にどれくらいの医療費が支払われているかを示す厚生労働省の国民医療費の統計では、2001年度に約30兆円だった医療費総額が、2017年度には1.4倍の約42.2兆円に拡大しています。

　一方で薬剤費についても、同期間に約6.4兆円が約9.5兆円と拡大しており、伸び率については1.5倍となっています。医療費増大の一因として、薬剤費の伸びが指摘されることも多いのですが、2000年代の推移では総医療費の伸びとほとんど変わらず、医療費の2割程度で推移しています。

「抑制策」により一定の伸びに抑えられている

　薬剤費の数値の伸びは安定しているように見えますが、実際には数多くの医療費抑制政策がとられた結果、この数値に抑えられているというのが実態です。

　薬剤費の伸びの背景には、薬物治療が必要な高齢患者の増加や、新たながん治療薬の開発などによる1剤当たりの単価の上昇などが指摘され、診療報酬改定などの場で大きな見直しのテーマとなっています。薬価改定、後発医薬品の推進、高額医薬品への対応、調剤薬局薬剤師の評価の見直しなど、多くはこの薬剤費の増加抑制（＝適正化）にかかわる議論であり、今後の我が国の医療を考える上で外せないテーマとなっています。

182

▶ 国民医療費に占める薬剤費

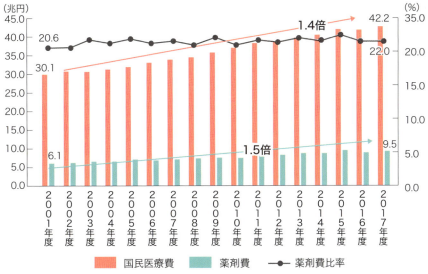

出典：厚生労働省「国民医療費の概況」、「中央社会保険医療協議会 薬価専門部会（第169回）資料」より作成

▶ 国民薬剤費の使用場面別の内訳（2017年度、費用ベース）

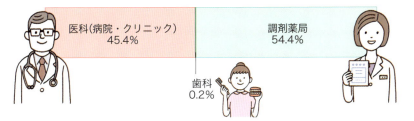

出典：西沢和彦「JRIレビュー 2020.; 77(5): 87-105」より作成

保険薬局を中心に薬剤費適正化を議論

　医療用医薬品が使われる場面は、病院やクリニックでの入院医療・外来医療、歯科診療所での治療、そして調剤薬局での薬剤師を介した処方箋医薬品の提供の3つがあります。それぞれの割合をみると、最も多いのが保険薬局で54.4％、病院・クリニックが45.4％、歯科は0.2％と金額的にわずかです。医療用医薬品は保険薬局から提供されることが多くなっています。そのため、診療報酬改定などの薬剤費をめぐる適正化の議論は、調剤薬局の業務を舞台に取り交わされることが多くなっています。

Chapter8
05

薬価を定める診療報酬改定

市場実勢価格に合わせて薬価引き下げを検討

公定薬価を決める薬価改定は、原則2年に一度、診療報酬改定の一環として実施されています。

市場実勢価格
医薬品卸業から医療機関への医薬品の納入価格のこと。薬価改定前に厚生労働省による価格の調査が行われ、薬価改定率の議論のベースとなる。

公定薬価
医療保険が適用される医薬品の価格は国により決められている。一方、ドラッグストアなどで販売される一般用医薬品は小売店が販売価格を決められる自由価格である。

長期収載品
後発医薬品が登場してから時間を経過した先発医薬品のこと。薬価引き下げのターゲットとされている。

市場拡大再算定
一度販売を始めた医薬品が新たな適応（新たな治療対象）の追加などで当初の想定を超えて（2倍以上など）大幅に販売が増えた場合に薬価を再度見直す（引き下げる）しくみ。2016年度から導入された。

本体部分と薬価の見直しによる診療報酬改定

診療報酬改定では、本体部分と呼ばれる医科、歯科、調剤の医療的な技術にかかわる評価の見直しに加え、薬価改定が行われます。病院・クリニック、歯科医院、調剤薬局ごとの診療や医療行為ごとに報酬点数が決められている一方で、医薬品は領域を問わず、一括で各医薬品の剤形ごとに公定価格が定められています。

薬価改定は原則、マイナス改定

薬価改定はほとんどの場合、マイナス改定です。新薬として発売する際の薬価の評価は別途、年間を通して行われています。そのため、薬価改定は、すでに発売されている医薬品の価格を"適正価"＝市場実勢価格に合わせて引き下げることが基本です。

公定薬価は、医療機関が医療保険を適用して患者に医薬品を提供する際の価格です。一方、市場実勢価格は、製薬会社から医薬品卸業者を経て医療機関へ販売する過程で決まる価格であり、通常、公定薬価より低くなります。この価格の調査をもとに、市場実勢価格と公定薬価との乖離率が算出され、厚生労働省の諮問機関である中央社会保障審議会の場で薬価引き下げが議論されます。

近年の薬価改定においては、長期収載品の後発医薬品価格への段階的な引き下げルール、当初の想定を大きく超えて医薬品市場が拡大した場合に薬価を引き下げる市場拡大再算定のルールなど、薬価の大幅な引き下げにつながる新たなルールが設けられています。薬価改定の議論においては、医薬品業界の側はできるだけ引き下げ幅を抑えられるよう論陣を張ることになります。

なお、新薬の薬価の決定は、医薬品の製造販売承認から原則60日以内、遅くとも90日以内に行うルールとなっています。

184

薬価改定の基本

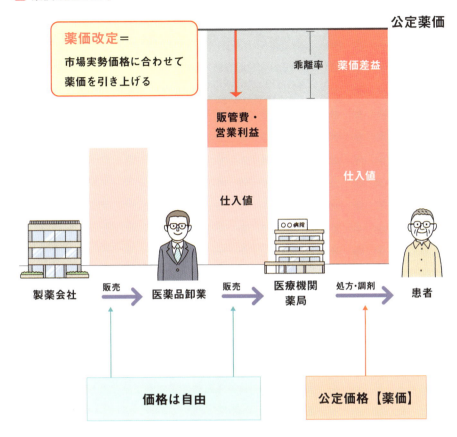

近年の薬価改定における主な引き下げと加算のルール

後発医薬品のある先発医薬品（長期収載品）の特例ルール	後発医薬品への置き換えを進めるため、先発医薬品価格を段階的に引き下げ
市場拡大再算定の要件、引き下げ幅の拡大	当初の想定を上回る販売額となった場合に、薬価を大幅に引き下げ
希少疾患、小児用医薬品の開発促進	希少疾患、小児適応の効能を追加した場合に薬価を引き上げ
市販後に高い有効性が検証された医薬品の評価	市販後の調査により高い有効性が国際的な論文で確認された医薬品の薬価を引き上げ

Chapter8 06

高額薬価の引き下げ

薬価設定の背景と
適切な薬価の追求

2020年5月に承認された脊髄性筋萎縮症治療薬の薬価は、過去最高の1患者当たり1億6,700万円となりました。医療費抑制のなか、国は薬価引き下げにさまざまな手段を講じてきています。

「高額薬価」の設定の理由

　2020年5月の薬価承認で、ノバルティスのゾルゲンスマという医薬品について、1患者当たり1億6,700万円の薬価が承認され、各種マスコミの報道で衝撃が伝えられました。近年の医療費高騰のやり玉として挙げられる「高額薬価」の最たる例との指摘もありましたが、その評価は精査される必要があります。

　ゾルゲンスマは脊髄性筋萎縮症と呼ばれる希少疾患の治療薬であり、とくに重症度が高く、治療がなければ数年で亡くなってしまう乳児に適用される医薬品です。脊髄性筋萎縮症の患者自体も国内に100人程度のきわめて希少な疾患であり、ゾルゲンスマの対象患者数はピーク時で25人程度と予想されています。つまり、極端な短命が予測される患者に向けた医薬品であり、大量に使われる見込みはなく、医療費への影響は限定的と考えられます。

　また、患者数が非常に少ないことから、本来であれば採算性の観点で、営利企業である製薬会社がなかなか開発に乗り出さない医薬品です。こうした背景から特別に高価な薬価が設定されていることに理解が必要です。

「高額薬価」是正に異例の引き下げ策を適用

　一方で、患者数が多く見込まれる場合は、医療費への影響という観点も重要になります。「高額薬価」を巡る問題がクローズアップされたのは、2014年9月に発売されたオプジーボという医薬品のケースです。当初は悪性黒色腫という、患者数が少ない疾患が対象であり、年間の薬剤費3,500万円という高い薬価が設定され、最大で年間31億円の売上が予測されていました。しかし、翌年末に治療対象が非小細胞がんへ拡大され、医薬品の適用とな

脊髄性筋萎縮症
主に乳幼児に発症する進行性の筋萎縮をともなう神経難病。全国の患者数は100人程度、人工呼吸器を使用しない場合の死亡年齢は平均6〜9か月とされる。2020年に発売されたゾルゲンスマは、脊髄性筋萎縮症の根本原因である遺伝子の機能欠損を補う遺伝子補充療法で、1回の点滴静注で治療が完了する。

希少疾患
患者数が少ない疾患の総称。日本では患者数が全国で5万人未満の疾患をいう。

186

▶ 近年登場した主な高額薬価の医薬品（販売開始時点）

販売名（会社名）	販売開始	薬効（適応）	費用
オプジーボ（小野薬品工業など）	2014年9月	悪性黒色腫（当初）（免疫チェックポイント阻害剤）	約3,500万円（体重60kg、1年間）
ハーボニー（ギリアド）	2015年9月	C型肝炎（抗ウイルス剤）	約670万円（12週間）
キイトルーダ（MSD）	2017年2月	抗悪性腫瘍剤（ヒト化抗ヒトPD-1モノクローナル抗体）	約1,430万円（体重60kg、1年間）
キムリア（ノバルティス）	2019年5月	B細胞性急性リンパ芽球性白血病（国内初のCAR-T細胞療法）	約3,350万円（1患者当たり）
ゾルゲンスマ（ノバルティス）	2020年5月	脊髄性筋萎縮症（遺伝子治療薬）	約1億6,707万円（1患者当たり）

根本原因である遺伝子の機能欠損を補う遺伝子補充療法で、1回の点滴静注で治療が完了する

る患者数が大幅に増えたことで、最大で年間1,500億円以上の売上が予測される事態となりました。そのため、2017年2月から薬価を50％引き下げる異例の改定が行われました。

薬価改定は原則2年に1回行われます。前回の2016年4月に改定が行われたばかりで、2018年4月を待たずに2017年2月の改定は、時期が外れた異例の改定です。「医療保険財政への影響が極めて大きい」ことが理由とされていますが、決められた薬価をもとに事業運営をしている製薬会社として、計画途中での薬価引き下げは驚きでしかありません。

製薬会社とて営利を基盤とした企業です。予想していた価格がたびたび変更される状態であれば、事業の見通しが立たず、新薬開発の意欲もそがれることになりかねません。"適正な薬価"と負担のあり方についての議論は引き続きしっかりとなされるべきでしょう。

Chapter8
07

かかりつけ薬剤師の制度化

飲み残しや多剤併用をなくし
患者の服用を適正化

医療費抑制に向けた国の施策が矢継ぎ早に展開されています。高齢者などの
医薬品の飲み残し対策も、医薬品適正化の主要テーマになっています。

飲まれずに消える薬剤費は475億円

　医師の診療に基づき、疾患治療に必要な種類と量の医薬品が処方されているはずです。しかし、実際には処方された医薬品を服用せず飲み残しているケースも多いことが知られています。

　「薬の飲み残し」は本来、治療のために飲まれるべき医薬品が服用されていないことから生じる健康影響だけではなく、「医療費の無駄遣い」と指摘する声も大きくなっています。

　日本薬剤師会が75歳以上の在宅患者約800人を対象に行った調査では、飲み残しで無駄になっている薬剤費は年間約475億円と試算されました。厚生労働省でも医薬品使用の適正化と薬剤費削減に向け、さまざまな施策をとっています。

適正化
行政用語で使われる場合は概ね費用の削減や対象の制限などのネガティブな意味である。

とくに懸念される高齢者の多剤併用

　医薬品の飲み残しがとくに懸念されるのは、複数の医薬品を処方されることが多い高齢者です。厚生労働省の統計では、75歳以上の高齢者の約4割が5種類以上、約4分の1が7種類以上の医薬品を処方されていました。複数の疾患を抱えていることに加え、複数の医療機関の受診により、処方薬の全体が把握できず、重複処方につながることが指摘されています。こうした多剤併用（ポリファーマシー）と呼ばれる状態は、医薬品による有害事象が生じやすいことが知られており、安全性を評価した上で処方内容を見直すことが求められています。

重複処方
複数の医療機関から同じ医薬品の処方を受けること。日本の医療の欠点の1つに複数の医療機関を受診した際の診療情報が共有されない点がある。

薬剤師が専門性に基づく服薬のチェックを

　こうした背景からも、P.150で解説した「かかりつけ薬剤師」制度が設けられ、診療報酬でも評価されるようになりました。処

188

▶ 1人の患者が1か月に1つの薬局で受け取る医薬品の数

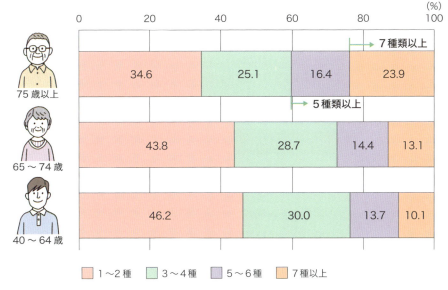

出典：厚生労働省「令和元年社会医療診療行為別統計の概況」より作成

▶ 日本全体で飲み残した医薬品の合計額は膨大となる

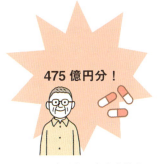

475億円分！

75歳以上の在宅高齢者

出典：日本薬剤師会「後期高齢者の服薬における問題と薬剤師の在宅患者訪問薬剤管理指導ならびに居宅療養管理指導の効果に関する調査研究報告書」（平成20年3月）より作成

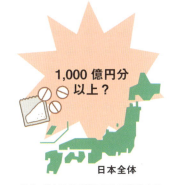

1,000億円分以上？

日本全体

出典：岩本隆「医療費の更なる抑制に向けて−『我が国におけるDVO導入』に関する医療費抑制インパクトの推計研究報告書 Vol.1,2」より作成

方する医師との連携のもと、多剤併用を見直し、処方薬数を減らした場合の支援料も設けられ、医療と調剤の共同による服薬の適正化を図る取り組みが進められています。

Chapter8
08

医療薬剤費の抑制策

後発医療品（ジェネリック医薬品）の利用の推進

厚生労働省が医療薬剤費の抑制に向けて力を入れているのが、後発医薬品の推進です。2020年9月に80％の目標達成に向け、各種の促進策を展開しています。

特許切れの医薬品を安価で提供

後発医薬品（ジェネリック医薬品）は、先発医薬品（新薬）の特許が切れたあと、新薬と同じ有効成分を使って製造販売できるようになった医薬品です。後発医薬品の薬価は、新薬の5割を基本に設定されています。同じ効果の医薬品を安価に提供できるため、新薬からの切り替えにより、増大し続けている医療費抑制につながります。

新薬の開発には、1,000億円を超える莫大な開発費が必要になります。後発医薬品メーカーはそうした研究開発費を省いて製品化できるため、安価での提供が可能になります。

後発医薬品への切り替えが進む

切り替え割合
医薬品の処方は有効成分名＝一般名で行われる。同一有効成分の医薬品の処方のうち後発医薬品に置き換わった割合をいう。

厚生労働省では、2020年9月に後発医薬品への切り替え割合80％を目指す推進策を導入してきました。薬価の面では、最初の後発医薬品が登場してから5年以降の薬価改定ごとに、後発医薬品への切り替えが進んでいない医薬品の薬価の特例引き下げのルールを作成しています。また、医薬品の提供面では、病院・クリニック、調剤薬局に対し、後発医薬品への切り替えにかかる報酬を高く設定し、後押ししてきました。後押しが必要だった背景には、後発医薬品の品質や、近年誕生した後発医薬品メーカーの医薬品供給の安定性への懸念がありました。また、向精神病薬などでは医薬品の成分が同じでも、医薬品を替えることで症状が不安定になるなど、切り替えが難しいことが指摘されています。

向精神病薬
脳（中枢神経）に機能する医薬品のこと。抗精神病薬、抗うつ薬、睡眠薬などが含まれる。

後発医薬品の周知や診療報酬上の後押しもあり、2019年9月時点で、後発医薬品の数量割合は76.7％まで上昇し、薬剤費の適正効果は1兆6,000億円を実現したと報告されています。

190

▶ 後発医薬品に対するイメージ

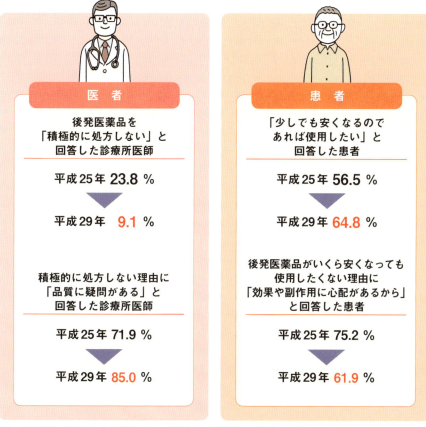

出典：厚生労働省「平成30年度 行政事業レビュー公開プロセス資料『後発医薬品使用促進事業』」（平成30年6月7日）より作成

今後はバイオ医薬品の後発医薬品を推進

　高額の薬価が多い**バイオ医薬品**についても、バイオシミラー（バイオ後続品）が先行品の70％の薬価で登場しています。バイオ医薬品は、構造も製造方法も複雑であるため、一般の後発医薬品のように同一性を示すことは困難です。そのため、先行品と同等・同質であることを証明する試験方法も異なり、バイオシミラー（バイオ後続品）と呼ばれます。今後はバイオシミラーをターゲットに促進策が展開されることが予測されています。後発医薬品メーカーのビジネスチャンスが生まれることになりそうです。

バイオ医薬品
遺伝子組み換え技術やバイオテクノロジー（細胞大量培養法など）を用いて製造された医薬品のこと。バイオ医薬品の先発品の特許が切れた後に発売される後発医薬品にあたるものをバイオシミラー（バイオ後続品）と呼ぶ。

COLUMN 8

誰がために薬はある？
新型コロナワクチンを巡る狂騒

富裕国による
ワクチン確保の問題

　新型コロナウイルスのワクチン開発が進み、世界各国で承認されています。医薬品としての成否は、有効性や安全性についての長い時間をかけた検証が当然必要ですが、もう1つ、ワクチン供給を巡る大きな問題が持ち上がっています。

　「住む国や個人の経済力のせいで接種を受けられないということがあってはならない」

　新型コロナウイルス流行下の2020年12月に行われた、世界保健機関（WHO）の新型コロナウイルス感染症に関する特別総会では、途上国の代表者からの意見が相次ぎました。

　ワクチン開発にあたっては、早期から各国の国を挙げての資金提供が行われ、早期実用化の道をひらきました。一方で、富裕国を中心に資金提供（購入予約）と併せ、実用化したワクチンの数量確保競争が起こり、政治力や購買力の高い富裕国がワクチン数量の大部分を押さえてしまう事態が生じました。

　感染症の拡大防止、集団免疫の獲得による感染症撲滅には、地域別、国別の対策とともに、国際的な対策が不可欠です。一部の富裕国だけがワクチンを押さえてしまうような事態は問題です。またワクチン開発国がワクチン供給を外交手段として活用することも懸念材料です。

共同購入により
ワクチンを分配するしくみ

　こうした問題に対し、「COVAXファシリティ」という、新型コロナウイルスのワクチンを共同購入する国際的なしくみが構築され、途上国向けの供給を実現しようと模索しています。富裕国を中心に資金をプールし、国際機関で適正な供給を進めようという動きですが、自国優先、出資者優先の政治経済的な壁を前に難航している状況です。

　ワクチンは、価格競争で独占入手も可能な「製品（私的財）」であってよいのでしょうか、それとも人類の「公共財」なのでしょうか。このコロナ禍で改めて、大きな問いが投げかけられています。

第9章
革新的新薬開発に向けてのトレンド

製薬会社が目指すのは、「革新的新薬」とも呼ばれる、これまでの治療法を一変させるようなインパクトを持ち、世の中を大きく変える医薬品の開発です。新たな創薬技術への対応や、治療法のない領域に注力しながら、挑戦が続けられています。近年はゲノム創薬やAIを用いた新薬開発手法の登場など、その開発手法は大きな変革期を迎えています。

Chapter9
01

治療法を一変させる革新的新薬開発

ゲノム創薬や個別化医療へ向かう
医薬品開発の潮流

製薬会社にとって、医療ニーズの高い革新的な新薬を創出することが事業の原点です。疾患の原因の探求は、生命情報の根幹となる遺伝子にまでわたります。新たな治療薬の開発が続けられています。

遺伝子
生物の体や活動にかかわる、細胞の核内にある物質をつくり出す設計図に相当する情報のこと。遺伝情報に基づき、体内でさまざまな働きをするたんぱく質が生成される。

世の中を変える革新的新薬

革新的新薬とは、これまでの疾患の治療法を一変させるインパクトを持ち、世の中を大きく変える医薬品のことです。人類の歴史は疾患との闘いでもあり、とくに20世紀後半は医療の急速な発展と、医療関係者と製薬会社の生み出す医薬品により、さまざまな疾患の治療法が広がってきた歴史でもあります。今この瞬間も新たな医薬品の探求が続けられ、よりよい治療法を待ち望む患者に、新たな医薬品を届けるための研究開発が行われています。

創薬技術のブレイクスルーが革新的新薬を生む

医薬品開発のベースは、研究者の熱意と、それを支える医薬品開発にかかわるさまざまな技術です。1928年にアオカビの1種から発見されたペニシリンは、初の抗生物質として多くの人を感染症から救いました。重症になると手術が必要だった胃潰瘍や十二指腸潰瘍は、胃酸分泌に関与する受容体のみに作用するH2受容体拮抗薬が開発され、医薬品での治療が実現しました。

また1970年末には、血液中の糖度が高まり、さまざまな合併症を引き起こす糖尿病に対して、血糖値をコントロールするインスリンを用いた治療法が登場しました。生成に必要な遺伝子の一部をヒト遺伝子から大腸菌や酵母に組み込んで培養する遺伝子組み換え技術を用いた医薬品初のバイオ医薬品として、ヒトインスリン製剤が開発されています。

ゲノム
生物の細胞にある遺伝情報の総体のこと。2003年にヒトゲノムのすべての配列の解析が完了したが、個々の配列の意味（どのような機能を持つのか）の探求は現在も続いている。

ヒト遺伝子の解読からゲノム創薬へ

さらに、ヒトゲノムの全情報の解析が2003年に完了し、遺伝子解析技術の進歩により疾患特有の遺伝子やその働きが明らかに

194

▶ 治療薬開発のイノベーションの歴史

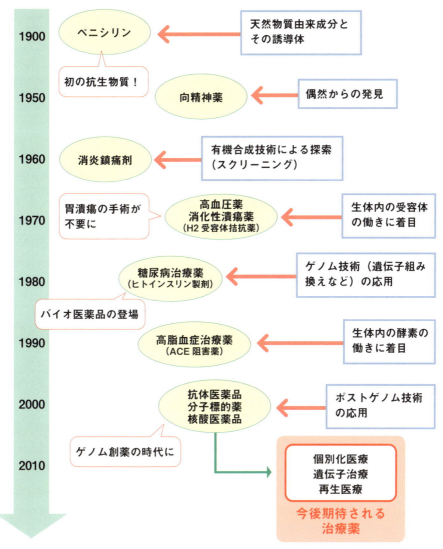

出典：厚生労働省「第4回有効で安全な医薬品を迅速に提供するための検討会 参考資料」を一部改変

なるなか、遺伝子組み換えなどのゲノム技術を用いた<mark>ゲノム創薬</mark>や、患者ごとに治療法を変える個別化医療が新たな<mark>医薬品開発の潮流</mark>となっています。それにより、がん細胞の増殖にかかわる遺伝子変異をターゲットにした分子標的薬など、新たなタイプの治療薬が開発されています。

ゲノム創薬
疾患に関連する遺伝子を特定し、その遺伝子や、その遺伝子より生成されるたんぱく質をコントロールできる医薬品を開発する手法のこと。

Chapter9
02

有効な治療法がない領域での新薬開発

アンメット・メディカル・ニーズ

アンメット・メディカル・ニーズとは、いまだ有効な治療法がなく、医薬品の開発が強く求められている疾患領域のことです。製薬会社の新薬開発のターゲット領域となっています。

アンメット・メディカル・ニーズとは

アンメット・メディ カル・ニーズ
疾患に対する有効な治療法がなく、医療ニーズが高い領域のこと。製薬会社が事業において注力する研究開発の領域となる。

アンメット・メディカル・ニーズ（未充足の医療ニーズ）は、特定の疾患への高い医療ニーズのことをいいます。がん、認知症、糖尿病など、患者数が多く、高齢社会で課題となっている疾患や、不安神経症などの生活への影響が大きい精神疾患など、有効な医薬品が待ち望まれている疾患への医療ニーズです。医薬品業界では医療ニーズ以外に、研究開発の対象となる疾患や領域を示す言葉として使用されています。

「治療満足度」と「薬剤貢献度」で分析

アンメット・メディカル・ニーズは「治療に対する満足度」と「治療に対する医薬品の貢献度」を組み合わせて分析されています。

ヒューマンサイエンス振興財団が医師を対象に毎年実施している調査では、高血圧症やアレルギー性鼻炎のように、治療満足度と医薬品の貢献度がいずれも高い疾患がある一方で、アルツハイマー病、糖尿病の三大合併症（腎症、網膜症、神経障害）、一部のがん（膵がん）、ALSなどの難病のように、医療ニーズが十分に満たされていない疾患が少なくないことがわかっています。

オーファン・ドラッグ
患者数が少なく、治療法が確立されていない疾患の医薬品のこと。日本では患者数5万人未満の疾患が対象とされ、医薬品の研究開発に対する公的支援の対象とされている。

難病と呼ばれる疾患の多くが含まれる**オーファン・ドラッグ**（希少疾病用医薬品）と呼ばれる疾患領域は、患者数が少ないため、採算性の観点から開発が敬遠されてきた経緯があります。しかし、近年は、こうした希少疾患に対する公的支援が各国で設けられ、製薬会社各社が開発に挑戦するようになっています。

市場としての確立が難しい地域感染症

また、医療ニーズが高いものの、治療薬開発が進んでいない領域

▶ 製薬会社の新薬開発が強く求められるアンメット・メディカル・ニーズ領域

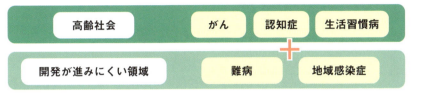

▶ 治療への医薬品の貢献度と治療の満足度

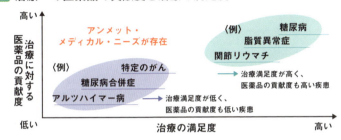

出典：ヒューマンサイエンス振興財団
「平成26(2014)年度国内基盤技術調査報告書－60疾患の医療ニーズ調査と新たな医療ニーズ－」より作成

を世界的に見ると、感染症領域が当てはまります。感染症のなかには、発展途上国などで地域限定的に発生しているものも多く、製薬会社は市場性の観点から開発を進めにくい実態があります。

こうした背景から、地域感染症の領域では、WHO（世界保健機関）や世界の主要製薬会社を中心に、国際共同事業「**WIPOリサーチコンソーシアム**」が設立され、治療薬開発が進められています。

WIPOリサーチコンソーシアム
WIPO（世界知的所有権機関）が主導し、さまざまな国際組織や非営利団体、研究機関、製薬会社が参画し、発展途上国への熱帯病やマラリア、結核の新薬・ワクチン・診断薬の医薬品開発や供給を進める国際プロジェクトのこと。

第9章　革新的新薬開発に向けてのトレンド

👍 ONE POINT
求められる「顧みられない熱帯病（NTDs）」の治療薬開発

「顧みられない熱帯病(Neglected Tropical Diseases：NTDs)」とは、WHO（世界保健機関）が「人類のなかで制圧しなければならない熱帯病」と定義している18の疾患のことを指します。代表的なものに、リンパ系フィラリア症、シャーガス病、デング熱などがあります。

世界149の国と地域でまん延し、感染者数は約10億人にものぼり、深刻な社会問題になっていますが、製薬会社としては事業性が見込めない領域であり、治療薬開発が進まないことが大きな課題となっています。WHOなどの国際機関を中心に国際共同事業が組まれ、開発促進に向けた動きが始まっています。

革新的新薬を目指す治療領域　がん領域 ①

分子標的薬とDDSで患部に届ける手法

1980年代から継続して日本人の死因の第1位となっているのが「がん」です。年間100万人が新たにがんと診断され、40万人が亡くなる、新薬開発の最重要テーマとなっています。

がん治療における細胞増殖抑制の効果と副作用

がんの治療は、外科手術、化学療法と呼ばれる抗がん剤による治療、放射線治療を組み合わせて行われています。

抗がん剤には、大きく分けて、細胞増殖を抑える細胞障害性の医薬品と、分子標的薬があります。

細胞障害性の医薬品は、細胞の分裂・増殖にかかわるさまざまなプロセスに働き、その機能を抑えるものです。しかし、正常な細胞にも働いてしまうため、細胞分裂が盛んな骨髄細胞や消化管細胞（口、胃、腸の粘膜）や毛髪の細胞に影響を及ぼし、吐気や貧血、脱毛などの副作用が生じやすい課題がありました。

分子標的薬
がん細胞などの増殖や転移にかかわるたんぱく質を特定し、ターゲットにした医薬品の種類。特定の分子を狙い撃ちできるため、副作用が少なく抑えられると考えられている。

対象を絞って働く分子標的薬

がん細胞に発現している特有のたんぱく質を把握し、がん細胞の増殖や転移を抑える治療薬が分子標的薬というカテゴリーです。

治療薬には、乳がんの原因となるヒト表皮細胞成長因子受容体（HER-2）をターゲットとしたトラスツズマブ、大腸がんのK-ras遺伝子変異をターゲットとしたセツキシマブ、非小細胞肺がんのEGFR遺伝子変異をターゲットとしたゲフィチニブ、エルロチニブなどがあります。正常な細胞を攻撃することがなく、がん細胞だけを攻撃できるとされ、副作用についてもある程度は予測され、その症状も軽減されます。

リポソーム
細胞膜や生体膜の構成成分である有機物のリン脂質による球状の小胞のこと。カプセル状にした微粒子を用い、がん組織特有の大きな血管壁を通す設計にすることで、正常細胞に影響しない医薬品分布を実現する手法として期待されている。

狙った部位に届けるDDSで既存薬を再評価

一方で、狙ったがん腫瘍に医薬品を届けるドラッグ・デリバリー・システム（DDS）の応用により、抗がん剤の副作用を抑えつつ、効果を高める手法も検討されています。細胞障害性の医薬

抗がん剤の一般的な分類と作用

分類		作用の仕方	製剤の例（一般名）
細胞障害性抗がん剤	アルキル化剤	細胞中のDNAに直接作用して複製しにくくし、これにより細胞の増殖を抑える	シクロホスファミド
	プラチナ製剤	同上	シスプラチン
	代謝拮抗剤	細胞の増殖に必要な物質（例えばDNAの材料となる核酸）と似た構造を持ち、これを取り込んだ細胞が本来の代謝を行えなくする	フルオロウラシル
	抗がん性抗生物質	微生物由来の抗生物質のうち、がん細胞中のDNAや細胞膜を破壊する	ドキソルビシン
	トポイソメラーゼ阻害剤	トポイソメラーゼという酵素はDNAの複製に重要であるため、阻害することで細胞の増殖が抑えられる	イリノテカン
分子標的薬		がん細胞に特有の分子を標的とし、その働きを抑える	トラスツズマブ、イマチニブ

※その他、一部のがん（乳がんなど）ではホルモン療法薬が使用される

ターゲティング型 DDS製剤の薬物動態学的特徴

光免疫療法のしくみ

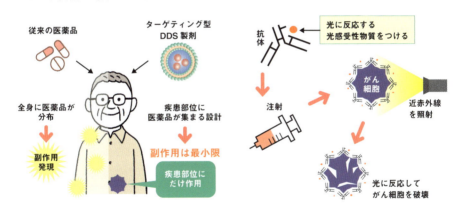

品を化学的に加工し、リポソームなどのキャリアに封入して血液に送り込むことで、他の組織への影響を抑え、がん細胞に働かせる手法です。

また、2020年11月には、日本で世界初の光免疫療法薬が頭頸部がんの効能で製造販売承認を受けました。レーザー光を照射してはじめて効果を発揮する光感受性物質を用いた医薬品で、光を照射した腫瘍細胞に限って破壊する新薬です。

光免疫療法
抗体により、医薬品をがん細胞に集積させた上で、近赤外線を照射する。光感受性のある医薬品が活性化されるしくみを活用した治療法である。

革新的新薬を目指す治療領域　がん領域②

Chapter9
04

免疫チェックポイント阻害剤

これまでにない新たな手法によるがんの治療薬として開発されたのが、免疫チェックポイント阻害剤です。日本発の画期的な新薬として、がん治療の新たな選択肢となっています。

がん細胞の免疫抑制機能を抑える医薬品

免疫
体外からの病原菌や異常な細胞を体内で異物として認識し、攻撃・排除する生物の防御機能のこと。

T細胞（リンパ球）
免疫機能を担う白血球の1種。体外からの異物を認識し、排除するよう他の細胞に指示を出したり、直接排除する免疫機能の司令塔の役割を果たしている。

抗体医薬品
生体の持つ免疫機能により生成される「抗体」を主成分としてつくられた医薬品のこと。

　正常な細胞は、細胞数を一定にコントロールして分裂・増殖しているのに対し、がん細胞は増殖し続けます。がんに罹患していない人でも、細胞増殖の過程でコピーミスが生じ、細胞ががん化することがありますが、免疫の働きによりがん細胞が排除されることが知られていました。

　一方で、がん細胞には、免疫から身を守るために、免疫の働きにブレーキをかける機能があることがわかってきました。この機能をターゲットに開発されたのが「免疫チェックポイント阻害剤」です。がん細胞は、自身を攻撃・排除する働きのあるT細胞に対し、その表面のPD-1受容体に当てはまる物質（PD-L1）をつくり、攻撃にブレーキをかける信号を伝えて免疫による排除を防いでいます。この発見をもとに、PD-1との結合を妨げる抗体医薬品であるオプジーボが開発され、2014年にがんの一種である悪性黒色腫治療薬として製造販売承認を受けました。

多様ながん種への応用の可能性

　免疫チェックポイント阻害剤は、治療法のない進行性のがんに効果を示し、自己免疫を活用することから、多様ながんへの適用が想定されています。2018年にPD-1とその機能を発見した本庶佑・京都大学特別教授（当時）がノーベル医学賞を受賞したのは記憶に新しいところです。

　免疫チェックポイント阻害剤は、オプジーボを皮切りに6剤が発売され、新たな抗がん剤のカテゴリーを確立しています。一方で、オプジーボ単独投与では、奏効率は10〜30％にとどまるとされ、効果の見込める患者の選別が重要とされています。

200

▶ がんの薬物療法における免疫チェックポイント阻害剤の位置付け

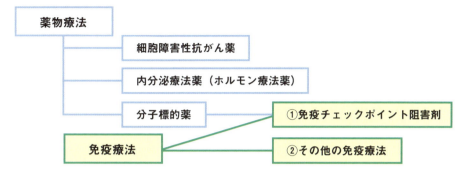

▶ 免疫チェックポイント阻害剤の免疫再活性化のしくみ

■がん細胞が増殖するしくみ

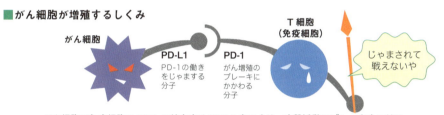

がん細胞が免疫細胞の PD-1 に結合する PD-L1 をつくり、攻撃活動にブレーキをかける

■抗 PD-1 抗体医薬品を使用

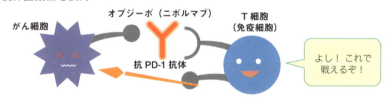

PD-1 に抗 PD-1 抗体が結合し、免疫の攻撃活動のブレーキを解除する

出典：小野薬品工業/ブリストル・マイヤーズスクイブ オプジーボ製品情報サイト「オプジーボ作用機序」を参考に作成

▶ 利用可能な免疫チェックポイント阻害剤の種類

薬の種類	薬の名前
PD-1 阻害薬	ニボルマブ（オプジーボ）
	ペムブロリズマブ（キイトルーダ）
CTLA-4 阻害薬	イピリムマブ（ヤーボイ）
PD-L1 阻害薬	デュバルマブ（イミフィンジ）
	アテゾリズマブ（テセントリク）
	アベルマブ（バベンチオ）

Chapter9
05

革新的新薬を目指す治療領域　認知症領域

認知症治療薬開発の難しさ

世界中の名立たる製薬会社がチャレンジしながらも、認知症の"治療薬"は
いまだ誕生していません。脳内で十数年をかけて生じる変化に対する効果を
証明する難しさがあります。

認知症
認知症は、さまざまな原因により発症することがわかっている。アルツハイマー病を背景に持つ認知症が全体の4〜6割と推定されている。

アルツハイマー病
脳内のアミロイド・ベータの蓄積を病因とする疾患。認知症の原因の1つ。

アミロイド・ベータ（Aβ）
脳内でつくられるたんぱく質の一種。集積することで線維化し、老人斑と呼ばれる疾患に特徴的な病理を呈する。

アデュカヌマブ
アルツハイマー病治療薬として研究されている医薬品名。バイオジェンが開発し、エーザイと共同で製品化を目指している。

10年後の発症予防を証明する難しさ

　アルツハイマー病の治療薬開発の難しさは、脳内で20年ともいわれる時間をかけて徐々に進行する疾患の原因を突き止め、さらに医薬品を使用した際の効果を証明しなくてはならない点にあると考えられています。

　アルツハイマー病の原因は、アミロイド・ベータ（Aβ）という物質が脳内に蓄積され、脳の神経細胞死を引き起こす「アミロイド仮説」が主流となっています。この理論に基づき、Aβの蓄積を抑えたり、脳神経への障害を抑える医薬品などが検討されましたが、効果を示せずにいます。認知機能障害が現れ、アルツハイマー病と診断される段階では、すでにAβの蓄積が進んでいるため、医薬品投与をもっと早くする必要があると指摘されています。製薬会社各社では、こうした失敗の原因を踏まえ、より早期の投与により医薬品の効果を証明しようとしています。ですが、その時点では日常生活を送ることができる「健康な人」であり、治療薬の臨床的な認知機能の変化が確認できるのは少なくとも数年後となります。長期にわたる治験には莫大な費用が必要とされるため、多くの製薬会社が開発を断念しています。

エーザイが初の治療薬の新薬承認を申請

　厳しい開発状況が続く認知症治療薬の領域ですが、2020年に米国のバイオジェンと日本のエーザイが、日米欧の各当局にアルツハイマー病治療薬候補薬であるアデュカヌマブの製造販売承認の申請を行いました。アミロイド仮説に基づき、脳内のAβを除去し、アルツハイマー病による認知障害の早期治療を図る初の"治療薬"であり、世界中からその成否が注目されています。

202

アルツハイマー病の背景病理と認知症発症のイメージ

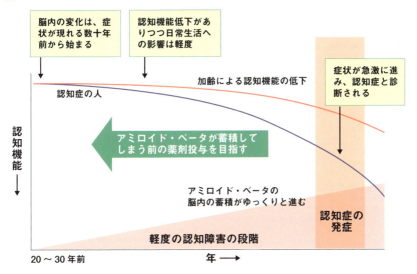

アルツハイマー病のアミロイド仮説

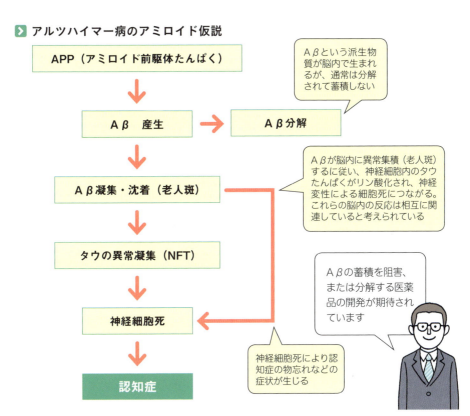

Chapter9
06

既存の医薬品を別の疾患に応用

ドラッグ・リポジショニングによる治療薬開発

患者由来のiPS細胞による薬剤のスクリーニングや、AI（人工知能）を用いたデータ解析技術の登場により、ドラッグ・リポジショニングと呼ばれる開発手法が注目され、新薬が誕生しています。

● 新薬の開発手法「ドラッグ・リポジショニング」

「ドラッグ・リポジショニング」は、すでに他疾患に対して承認を得て製造販売されている医薬品を、別の疾患の治療に応用する医薬品開発の手法です。従来から行われている医薬品開発の手法の1つですが、近年、効率的な新薬開発の手法として注目されています。

● 既存薬から"効率的に""安価に"新薬を開発

ドラッグ・リポジショニングにより開発された近年の医薬品としては、抗てんかん薬として普及していたゾニサミドが、新たにパーキンソン病治療薬として承認されたケースや、「サリドマイド薬害事件」で知られる鎮静・睡眠薬のサリドマイドが、その副作用に関する知見から、ハンセン病や多発性骨腫の治療薬として再発見されたケースがあります。

新薬開発には、10数年にも及ぶ時間と莫大な費用がかかります。一方で、他の疾患の承認を受けている医薬品であれば、すでに一定の安全性が確認されています。そのため、開発期間を大幅に短縮でき、比較的廉価に開発が可能です。

● AIを用いた薬剤スクリーニングにより効率化

ドラッグ・リポジショニングが見直された背景には、医薬品の効果を確かめるスクリーニング技術の発展があります。AI（人工知能）を用いて既存薬の薬効がその疾患に役立つ可能性があるかを迅速に網羅的に調べられるようになりました。また、患者由来のiPS細胞（P.206参照）を用いることで、その疾患を持つ患者の体組織への影響を安全に調べられるようになり、効率的にドラ

ゾニサミド
大日本住友製薬が製造販売する、日本で開発された抗てんかん薬。1989年に発売された実績のある医薬品であり、2009年に抗パーキンソン病薬としての効能の追加を受けた。

サリドマイド
1957年から鎮静・催眠薬として製造販売されていたが、1960年前後に胎児の奇形を起こす催奇形性の副作用により、世界で1万人を超える薬害被害者を出す「サリドマイド薬害事件」を起こした。

▶ ドラッグ・リポジショニングによる治療薬開発のプロセスのイメージ

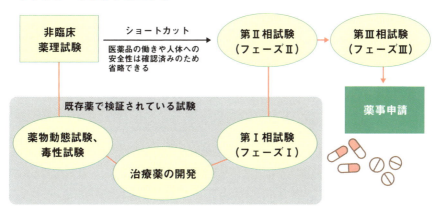

▶ ドラッグ・リポジショニングによる新たな薬効の承認例

医薬品名	新たに認められた薬効	従来からの薬効
アスピリン	抗血小板薬	解熱鎮痛薬
アマンタジン	パーキンソン病治療薬	インフルエンザ治療薬
バルプロ酸	片頭痛予防薬	抗てんかん薬
ゾニサミド	パーキンソン病治療薬	抗てんかん薬
サリドマイド	ハンセン病、多発性骨髄腫薬	鎮静・睡眠薬
ガランタミン	アルツハイマー型認知症治療薬	ポリオ治療薬として開発
エダラボン	筋萎縮性側索硬化症（ALS）治療薬	脳梗塞急性期治療薬

　ッグ・リポジショニングの手法を活用できるようになりました。
　また、医師にとっても、日々の臨床体験を医薬品開発につなげられる側面があります。とくに、疾患の発症に多様かつ複雑な因子が絡み合う脳神経系の領域に応用され、パーキンソン病治療薬や片頭痛予防薬など新たな治療薬が誕生してきています。

Chapter9

07

iPS細胞によるパラダイム変換

患者自身の細胞で行う
薬剤スクリーニング

iPS細胞はさまざまな組織や臓器に分化できる人工細胞です。iPS細胞を用いた薬剤スクリーニングにより、より安全に効果が見込める医薬品開発が進むと期待されています。

iPS細胞

人工多能性幹細胞。多くの細胞に分化して体組織を形成できる分化万能性を持った人工細胞。患者由来の体組織を形成させ、医薬品の影響の検証に使用できる。

ALS（筋萎縮性側索硬化症）

全身性の筋力低下の進行により2〜5年で致死的呼吸筋麻痺に至る脳神経内科における最難治性疾患である。

iPS細胞を用いた医薬品開発のプロセス

2006年に誕生した iPS細胞は多くの細胞に分化し、体組織を形成できる分化万能性を持った人工細胞です。患者の組織を使用した、免疫拒絶反応をともなわない再生医療への応用が期待されています。それに加え、疾患の病態解明や医薬品開発にも大きな役割を果たすと考えられています。

新薬開発のプロセスでは、非臨床試験においてヒトに近い動物で有効性や安全性を確かめた上で、ヒトに対する臨床試験が行われます。しかし、ヒトと動物では、医薬品の体内での動きや反応が異なり、動物実験で見られた効果が確認できなかったり、未知の副作用が生じ、ヒトでの治験段階で開発が中止になることがあります。そこで、患者自身の細胞を用いた iPS細胞から生成した心筋細胞などの臓器細胞を用い、ヒトでの臨床試験の前の検証を行うことができれば、より安全により効率的に医薬品を開発できるようになります。

難病を中心にその疾患ごとの反応を検証

とくに iPS細胞を活用する意義が大きいのが、難病患者向けの医薬品開発です。疾患を持つ患者の体細胞から iPS細胞を生成することで、その疾患ならではの、またその患者ならではの特徴を持った細胞や組織をつくり出すことができます。医薬品の影響を調べることで、有効性や安全性のより精度の高い検証につながると考えられています。

ドラッグ・リポジショニングによる医師主導治験

実際に医薬品開発への応用が始まっています。難病として知ら

iPS細胞の可能性

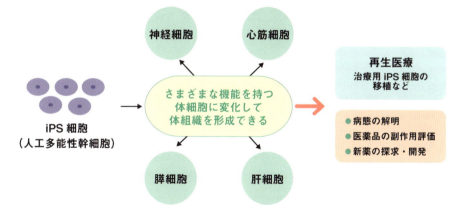

iPS細胞による薬剤スクリーニング

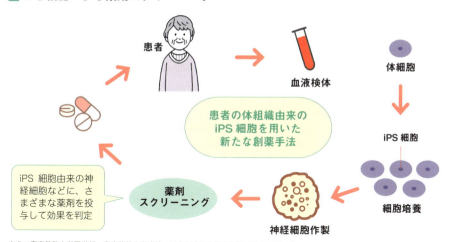

出典：慶應義塾大学医学部、慶應義塾大学病院、日本医療研究開発機構 プレスリリース
「筋萎縮性側索硬化症（ALS）に対するiPS細胞創薬に基づいた医師主導治験を開始（図1）」（2018年12月3日）を一部改変

れるALS（筋萎縮性側索硬化症）では、患者の疾患特異的iPS細胞（iPSC）を用いて培養した脊髄運動ニューロンにより、1,000種超の既存薬ライブラリーから有効性のスクリーニングが行われました。その結果、候補薬として絞り込まれた9つの化合物の1つ、ロピニロール（パーキンソン病治療薬）の臨床治験がスタートしています。日本におけるiPSC創薬の試金石と見られています。

ロピニロール
グラクソ・スミス・クラインが製造するドパミン受容体に作用する医薬品。脳神経の障害を緩和する保護機能も想定されている。

Chapter9
08

医薬品開発のターゲットは遺伝子まで

個別化医療を実現する
ゲノム創薬

医療や創薬技術の進化により、医薬品開発の最先端は、生命活動の原点となる遺伝子の働きまで足を踏み入れています。新たな治療薬の開発とともに、個別化医療の実現が期待されています。

遺伝子情報に基づく治療薬開発「ゲノム創薬」

ゲノム
生物が持っている遺伝子の総体を意味する。細胞核内のDNAが本体であり、その構造（塩基列）に情報が含まれている。

遺伝子
ヒトゲノムには約23,000個の遺伝子が含まれ、遺伝子の情報により、情報伝達やエネルギー生成などの生命活動に必要となるさまざまな反応が行われる。

2000年にヒトゲノムの全解析完了が宣言され、遺伝子情報に基づき、疾患の病因を探ることができるようになりました。すべての生命活動のベースになっているのが、設計図に当たる遺伝子情報です。その情報に基づき、さまざまな生体活動につながる物質（場合によっては疾患の原因となる物質）がつくられています。ヒト遺伝子塩基配列の解読により得られた遺伝子情報をもとに、遺伝子の働きや疾患が生じるメカニズムを解明し、治療薬の開発につなげる手法を「ゲノム創薬」と呼びます。

遺伝子情報を用いたがんの個別化医療

ゲノム遺伝子次世代シークエンサーと呼ばれる高速の解析装置を用いて、病気の原因となる多数の遺伝子を一度にまとめて調べることができるようになりました。こうした患者ごとの遺伝子変異の情報は、より適切な治療法を選ぶのに役立つと期待されています。

ゲノム解析に基づく治療法の選択が実用化されているのが、がん治療の領域です。がんは遺伝子に生じた異常が原因で発生することがあり、近年はこれら遺伝子の異常にターゲットを絞り、その機能を制御する分子標的薬が開発されています。これらの分子標的薬は、異常があるがんに対してのみ効果が見られるため、患者のがん細胞の異常を遺伝子解析などにより調べ、効果が見込める患者を選んで処方されるようになっています。

遺伝情報にアプローチする「核酸医薬品」

DNAやRNAなどの生物の遺伝情報を担う物質である核酸を、

▶ 生物の遺伝子には生命活動のベースとなる物質をつくる情報がある

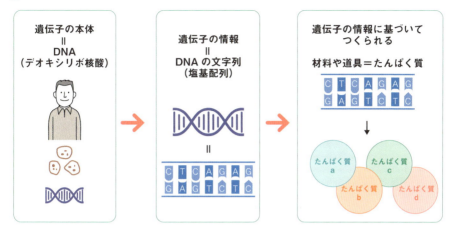

▶ ゲノム解析により、その人に合った個別化医療が可能に

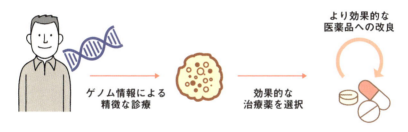

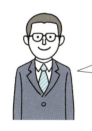

一人ひとり異なる遺伝子情報により、同じがん種でも疾患が生じる経路や医薬品への反応が異なることがあります。ゲノム情報を調べることにより、その人に合った治療が可能になります

医薬品として利用するのが「**核酸医薬品**」です。従来の医薬品はたんぱく質をターゲットに開発されてきましたが、そのたんぱく質の細胞内での生成にかかわるのがメッセンジャーRNA（mRNA）（P.26参照）やマイクロRNA（P.212参照）と呼ばれる分子です。これまで治療が困難だった疾患に対する医薬品創出が期待されており、全世界で盛んに研究が行われています。

核酸医薬品
核酸医薬品は直接メッセンジャーRNAなどに作用する。一方で、遺伝子治療薬は特定のDNA遺伝子を生体に入れてmRNAを生成して、何らかの機能を持つたんぱく質を産出させる。

Chapter9
09

膨大なデータをデジタルマッチング

AIを用いた創薬の時代へ

近年急速に発展するAI（人工知能）技術は創薬プロセスにも大きなインパクトをもたらしています。「AI創薬」とも呼ばれ、新たな治療薬開発につながることが期待されています。

AIによる創薬の効率化と成功確率の向上

AI（人工知能）
単純なコンピューター・シミュレーションではなく、与えられた情報を半自律的に学習させる方法が確立し、大量のデータから法則性を見出せるようになり、応用の幅が広がっている。

AI（人工知能）は、人工知能学会の定義では、「大量の知識データに対して、高度な推論を的確に行うことを目指したもの」とされています。コンピューター技術の応用により、さまざまな産業でAI技術の活用が進められています。とくに医薬品業界では、膨大なデータから医薬品の可能性を検証し、新薬を開発していくプロセスをとるため、より一層、実務への応用の広がりが期待されています。

第一に、AIの導入による創薬の効率化とスピードアップが期待されています。第5章で紹介したとおり、新薬開発では、医薬品の候補物質のスクリーニングと仮説検証を繰り返しながら、膨大な時間をかけて有効性や安全性などを検証します。AIによる大量のデータの分析や、コンピューター技術の活用による課題解決方法の探索手法は、候補物質の構造から効果を予測する、ターゲットとする患部に有効成分を届ける医薬品を設計する、人体に使用した際の医薬品の効果や副作用を予測するなど、新薬開発の各段階に応用できます。可能性の高い候補物質を選別し、製品化することで、新薬開発の成功率を高められると考えられています。

"人が気づかなかった"新たな発見の可能性も

化合物ライブラリー
製薬会社各社や研究所では、これまで調べた物質のプロファイルリストを保有している。例えば、疾患に物質Aがかかわっているとわかったとき、ライブラリーに物質Aに影響を与えるものがあるか、などを調べられる。

また、これまで人が気づかなかった医薬品の効果を見出すことも期待されています。疾患についての新たな研究成果を用い、製薬会社や研究機関の持つ化合物ライブラリーを検索し、効果の見込める医薬品を探し出す手法も活用されるようになっています。

さらに、日本には国民皆保険制度の下、国民一人ひとりの診療記録が蓄積されています。近年、こうした医療や介護にかかわる

210

▶ AIを用いた創薬や治療法の開発のイメージ

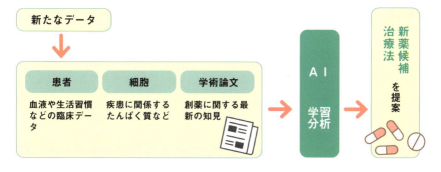

▶ 新薬開発の各場面におけるAIの応用例

① 健診データによる発症予測
どのような医薬品を開発するかの検討

② 疾患ターゲットの識別
疾患の原因物質の発見と医薬品の候補物質の検討

③ 医薬品設計
医薬品の候補物資の副作用や体内での動きの検討

④ 医薬品開発
効果的で安全な医薬品の形(錠剤など)の検討

⑤ 効果的な試験方法の選別
有効性と安全性を実証する試験方法の検討

⑥ 効果の見込める患者の選別
医薬品の適正使用や費用対効果の検討

ビッグデータの利活用を進める法的基盤が確立されました。AIと医療関連のビッグデータを用いて、疾患・介護などの予防策や、新たな治療法の開発、創薬につなげる産官学共同の取り組みが各地で始まっています。

 ONE POINT

新薬開発プロセスが4年半から1年未満に

　大日本住友製薬と英国のエクセンティアは、2020年1月、AIを活用して開発した新薬候補化合物の世界初の臨床試験を、日本で開始したことを発表しました。
　新薬候補化合物「DSP-1181」は、強迫性障害治療薬としての開発を目指しており、効果を検証して医薬品につくり上げるプロセスを、業界平均の4年半から大幅に短縮し、1年未満で完了したと報告されています。創薬に活用されるAI技術は、すでに実用段階にあり、医薬品開発の効率化につながることが示されています。

Chapter9

10

患者への負担を少なく正確にする医薬品開発

体外診断薬（検査薬）の開発

診断薬とは、いわゆる検査薬のことです。診断に使用する機器や技術と、疾患研究が進み、患者への負担が少ない、より早期の診断につながる検査方法が開発されてきています。

診断薬
ヒトの体に使用して調べる医薬品と、ヒトから採取した体組織や血液などに使用して調べる体外診断用医薬品がある。

マイクロRNA
体内で遺伝子やたんぱく質の生成や働きを制御している20塩基程度の短い核酸分子。

次世代シーケンサー
少量の物質から、もとのDNAやRNAの構造を読み取る検査技術。国立がん研究センターや東芝などの企業が参画し、日本発の血液中のマイクロRNA解析装置「3D-Gene」の開発も進められている。

バイオマーカー
血液や尿などの体液や組織に含まれるたんぱく質、遺伝子など、病気の変化や治療に対する反応に相関する指標となるもの。

切らずに「見える」を実現する医薬品

診断に使用する医薬品も、疾患の治療と切り離せない重要な医薬品です。例えば、身近なインフルエンザ検査では、ウイルス抗原を検出する医薬品を用いたキットが使用され、近年では新型コロナウイルスの診断においても、独特の分子構造に当てはまる物質を用いた診断用医薬品が使用されています。

また、これまで体を手術し、体組織を検査（生検）してみないとわからなかったさまざまな臓器のがんの状態や、心臓や脳の血管の詰まった状態（梗塞）などを、検査機器を用いて「見える」ようにした放射性医薬品なども重要な検査薬です。

1滴の血液で13種のがんの可能性を検査

がんの診断では、1滴の血液からさまざまながん（悪性腫瘍）の可能性を検出する技術が実用間近となっています。血液中に含まれる「**マイクロRNA**」と呼ばれる分子を調べ、がんの増殖や転移に深くかかわっている組織の断片がないかを確かめるリキッドバイオプシーと呼ばれる検査です。背景にあるのは、**次世代シーケンサー**などの検出機器の精度向上と、さまざまながん患者のレジストリを用いたがん病態の知見の深化です。

認知症診断には、脳脊髄液中の**バイオマーカー**や、脳内に沈着した放射性物質の測定が有用とされてきましたが、検体採取の侵襲性が高いこと、放射性医薬品を使用した調査でも微量の放射線被ばくや高額な検査費がかかることなどの問題点がありました。認知症の前段階であるMCI（軽度の認知障害）や、アルツハイマー病の患者の血液に特異的に含まれる分子片やマイクロRNAをターゲットにした検査技術も開発されてきています。

▶ マイクロRNAの網羅的な検出技術

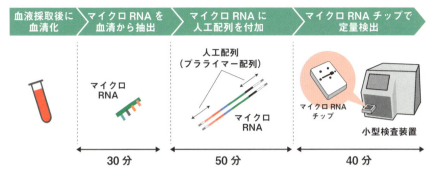

▶ リキッドバイオプシー検査の可能性（がん分野）
がん細胞から漏れ出たわずかな物質の有無からがんの可能性を検査

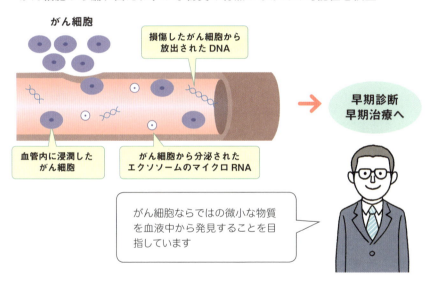

👍 ONE POINT
日本発のマイクロRNAを使った がん検出技術が実用間近に

　国の科学研究費を使用した「次世代治療・診断実現のための創薬基盤技術開発事業」では、2019年に、東京医科大学と国立がん研究センターのマイクロRNAの医学的知見と、東芝が開発したマイクロRNAの検出技術により、13種類のがん患者と健常者を、高精度で網羅的に識別することに成功したと報告しています。実用化に向けた実証実験が続けられています。

COLUMN 9

臨床の気づきから生まれた パーキンソン病治療薬のゾニサミド

新薬の可能性を探るスクリーニングは、コンピューター解析により膨大なデータを瞬時に検証できるようになってきています。ですが、多くの医薬品を生み出してきた医療関係者・研究者の熟練の観察眼による「気づき」もまだまだ健在です。日本で2009年にパーキンソン病治療薬として承認されたゾニサミドは、臨床の偶然の発見から誕生しています。

治療中に抗てんかん薬の 別の"効果"を発見

ゾニサミドは、もともとは日本で1980年代に開発された抗てんかん薬です。長年にわたり、世界中でてんかん患者の発作を抑制する医薬品として使われていました。2000年冬のある日、48歳男性のパーキンソン病患者のてんかん発作症状を抑えるため、ゾニサミドが処方されたのが医薬品の付加的な効果を発見するきっかけとなりました。

てんかん発作だけではなく、パーキンソン病の体の震えや強ばりなどの運動症状の改善が認められ、効果が持続しました。さらに、医薬品に

パーキンソン病にかかわる脳内のドパミン量を増加させる報告があったことなどを踏まえ、治験が実施され、パーキンソン病治療薬としての承認につながりました。

この開発方法は、既存の医薬品から新たな効果を見出す、ドラッグ・リポジショニングという手法です。本ケースでは、医療現場での診療体験の気づきと、発見した村田美穂先生（国立研究開発法人国立精神・神経医療研究センター神経内科部長・当時）らの疾患と医薬品に関する豊富な知識と洞察が背景にあり、医薬品の新たな効果の実証と承認に結び付きました。

「解明されていない」は 次の発見のベースに

多くの研究者や製薬会社の尽力にもかかわらず、医薬品も疾患も、我々が理解しているのはその一端に過ぎません。まだまだ理解されていない医薬品の働きや、疾患への影響が確認されることもままあります。医薬品の世界はまだまだ見果てぬ発見に満ちた宝の山かもしれません。

第 10 章

医薬品業界の将来像

医薬品業界では、製薬会社を中心にさまざまな事業が
展開されてきましたが、デジタル化の進展や健康志向
の高まりにより、「治療」領域よりも広い「健康」領
域での競争の時代に入っています。GAFAのヘルス
ケア事業への参入やデジタル療法の登場により、医薬
品による治療の領域にとどまっていては、市場を侵食
される可能性も出てきています。製薬会社も医薬品以
外の健康領域へ事業拡張を始めています。

Chapter10 01

問診アプリが切りひらく未来図

オンラインで問診が行えるアプリが コロナ禍で急成長

新型コロナウイルス感染症が流行するなか、感染拡大防止の観点からも注目されているのが問診アプリです。「病院に行く前にアプリ入力」が当たり前の時代が来るかもしれません。

診療
医師が問診などの診察を行い、診断し、治療する一連の流れのこと。診察・診断せずに治療を行うことは医師法違反となる。

問診アプリ
診察時の問診を事前に済ませるアプリ。医師とのデータ共有により診察を効率化できる。その他、医療相談、医療機関予約、オンライン診療・服薬指導、決済などの複合的な機能を揃えた医療プラットフォームとして各社、事業領域を拡大している。

Ubie
2017年に医師とエンジニアの共同で設立したヘルステックベンチャー。

メドレー
医師の参画を得て事業を拡大している医療ベンチャー(2009年設立)。

LINEドクター
LINEアプリ上で診療の予約、ビデオ通話での診療、決済を完結できるオンライン診療サービスのこと。

📍 新型コロナウイルス流行下で急拡大

米国の調査会社であるApp Annieによると、2020年4月における世界の医療関連アプリのダウンロード数は、同年1月に比べて65％増加しました。その過半数が、オンラインにより医療相談から受診までを行えるテレヘルスアプリ（遠隔診療アプリ）と報告されています。新型コロナウイルスの流行下で、感染予防のための遠隔診療のニーズが高まったことが背景にあり、その傾向は日本でも変わりません。

日本で急拡大したのが、診察時の問診を事前に行う問診アプリです。例えば、Ubieの「AI問診ユビーforクリニック」は2020年1月、クリニックへの1年間無償提供を発表して話題を呼びました。さらに同年4月には、新型コロナウイルスの症状を事前チェックできる拡張機能も取り入れ、医療機関における感染拡大防止のニーズに応えています。

📍 医療の受診方法の変革「オンライン診療」

感染拡大防止のためのツールとして注目された問診アプリですが、本来の目的は医療の効率と精度を高めることにあります。問診アプリからステップアップして診断後の医薬品提供まで対応するアプリも急拡大しています。

例えば、国内シェアトップのメドレーの「オンライン診療・服薬指導アプリCLINICS」は、2021年4月時点で利用医療機関が全国2,300施設以上、累積診療回数が約30万回と拡大しています。2020年11月からは日本人の約7割が利用しているともいわれるLINEのヘルスケア子会社によるオンライン診療サービス「LINEドクター」もスタートしています。

216

▶ UbieのAI問診の特徴

特　徴
- 診察前に紙に記入してもらっていた問診をアプリ化し、効率化と精度向上を図る。
- しくみは、受診前にスマートフォンなどで20問前後の質問に回答してもらう。
- AI（人工知能）により回答に応じて質問を変え、医師が診察するときに必要な情報を整理して収集できる。
- 初診1人当たりの問診時間が3分の1に抑えられ、業務の効率化も図れる。

	事前問診	口頭問診	カルテ入力
これまで	・画一的な定型問診 ・紙の問診票	・病状を一から深掘り質問 ・待ち時間が膨大	・聴取した内容を一からカルテに入力 ・入力者による表現のばらつき
AI問診	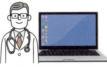 患者の訴えに応じて 適切な質問の出し分け	 記載がほぼ終わった状態 最小限の追加聴取だけ	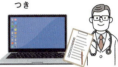 ワンクリックで コピー＆ペーストしてカルテ作成

出典：Ubie ウェブページ「BizDev採用資料」より作成

📍 AIやICTを用いた診断補助ツールの発展

　さらに患者の利便性を考えれば、医療相談から予約、診療、治療薬の購入・受け取りまで1つのアプリで実現できることが理想です。「オンライン診療・服薬指導アプリCLINICS」などのアプリでは、**オンライン診療・服薬指導**を実施する保険薬局と連携を進め、その体制を整えてきています。オンライン診療により、医療過疎地域での医療受診の向上といった効果も期待できます。

　<mark>今後もICTを用いた診断補助ツールが発展し、医療現場に導入されていく</mark>流れは変わらないでしょう。

オンライン診療・服薬指導
近年、オンラインによる診療・服薬指導が条件付きで認められ、新型コロナウイルス流行下では特例的に初診からの実施も認められている。

 ONE POINT

医療サービスの幅を広げる
オンライン診療

　オンライン診療は、日本では1997年から段階的に解禁され、2020年4月からは新型コロナウイルス感染拡大防止対策の特例として、初診からの利用も可能になりました。厚生労働省の調査では、電話・オンライン診療を実施できる体制がある医療機関は、2019年12月時点の1,352施設から2021年1月末の16,718施設へと10倍超に急増し、全医療機関の15％を超えたとされています。

Chapter10
02

医薬品と健康食品の垣根の消失

健康志向の高まりによる
ライフスタイル・ドラッグの伸張

近年の健康志向の高まりにより、医薬品と健康食品の領域がオーバーラップした健康市場が形成されています。疾患がない人も、より健康になるために医薬品を使うという時代が到来しています。

健康への意識の高まりによる疾患予防の実践

　2019年の健康食品市場は1兆2,455億円（健康産業新聞調べ）でした。前年比0.2％の微減であるものの、健康食品の主力ユーザー層である高齢者における健康長寿への関心の高まり、中年層における生活習慣病やアンチエイジングへの対策、若年層における身体づくりや健康・美容への意識などが今後も強まる見通しです。青汁、ビタミン・ミネラルなどの栄養補助食品に加え、プロテインも売れ筋とされています。

　健康食品については、食品のなかで一定の効果が認められたものが、消費者庁による特定保健用食品や機能性表示食品などの制度で認定され、健康を目指すニーズが汲み取られています。

　一方で医薬品についても、国の政策としてOTC医薬品を活用したセルフメディケーション（P.172参照）による「未病」や「早期の手当て」により、疾患予防の実践が期待されています。

　もちろん、こうした政策には医療保険適用による医療費を節減したいという国の意向が背景にありますが、健康を実現するための効果的なツールが求められているのは間違いないでしょう。

ライフスタイル・ドラッグ市場が拡大

　欧米では、ライフスタイル・ドラッグ（生活改善薬）というカテゴリーが今後の医薬品市場の1つとして注目されています。これは、「疾患を治す」のではなく、「より良い生活を実現する」ために使われる医薬品という位置付けです。

　健康志向の高まりにより、こうした医薬品ニーズも高まり、市場が形成されると推測されています。国内大手製薬会社の内部資料でも、睡眠薬などをより健康に、仕事の効率を向上させるため

特定保健用食品

健康増進法に基づき、国の許可を受け、食品の持つ特定の保健の用途（「骨の健康に役立つ」など）を表示して販売される食品。製品ごとに有効性や安全性の審査を受ける必要がある。

機能性表示食品

食品表示法のルールに基づき、事業者が食品の安全性と機能性（「脂肪の吸収を穏やかにする」など）に関する科学的根拠などの必要事項を消費者庁長官に届け出れば、事業者の責任において機能性を表示できる。

▶ 健康をサポートする医薬品や食品の分類

| より健康 | 食品 | 医食品 | 治療 |

健康食品

栄養補助食品
- ビタミン剤
- プロテイン
- 青汁
- 抗加齢・認知症予防食　など

**特定保健用食品
機能性表示食品**
- 骨の健康に役立つ
- お腹の調子を整える
- コレステロールを正常に保つことを助ける制度に基づく食品など

病者用食品

OTC医薬品
- 軽微な体調不良を自身で治療する
- 風邪薬、胃腸薬、消炎鎮痛薬、睡眠薬　など

医療用医薬品
- がん治療薬
- 降圧薬
- 免疫抑制薬
- 認知症治療薬など

ライフスタイル・ドラッグ
ED薬、食欲抑制剤、睡眠改善薬、発毛薬　など

健康維持
アンチエイジング
美容　←――――――――――――――――――→　疾患治療

に使用するなど、処方を拡大できないかという検討がなされています。現状、日本の医療制度上では、疾患のない人が健康になるために医療保険制度を使うことは困難とされていますが、世界の医薬品市場の変化に合わせ、制度も変更されていく可能性が考えられます。

ライフスタイル・ドラッグ

日常生活で気になる症状や体調を改善することで、その人の生活の質（QOL）を改善し、快適に過ごすために用いられる医薬品のこと。

👍 **ONE POINT**

ライフスタイル・ドラッグの
ブロックバスター

　ライフスタイル・ドラッグには、勃起機能不全治療薬（ED薬）、禁煙補助薬、経口避妊薬、食欲抑制剤、睡眠改善薬、しわ取り薬、抜け毛防止薬・発毛剤などがあります。ED薬のバイアグラ（ファイザー）は、ピーク時の売上が年間2,000億円超といわれ、しわ取り薬のボトックス（アラガン）の2018年の売上は美容医療需要をベースに年間3,800億円にものぼっています。両医薬品の各国での保険上の取り扱いは用途などにより適否さまざまです。

Chapter10
03

中国医薬品市場の変化

関税引き下げや医薬品需要の向上で海外企業の参入が進む中国市場

国内外の大手製薬会社が、中国への投資を強化しています。中国市場の拡大と規制緩和が背景にあり、積極的に新薬を投入する方針です。中国が新たな巨大市場となるかが注目されています。

国別で第2位の中国医薬品市場

　米国の調査会社であるIQVIAによると、2019年の中国の医薬品市場は1,416億ドル（約14兆8,680億円）で、米国の5,103億ドル（約53兆5,815円）に次ぐ世界第2位です。中国の経済成長にともなう所得水準の向上と高齢化により、今後も市場拡大が続く見通しで、中国市場は2024年に1,650〜1,950億ドル規模（2020〜24年の年平均成長率は5〜8％）に達すると予測しています。

　中国市場では現在、後発医薬品が約7割を占めているとされています。今後は、所得水準の向上と、医薬品の一部を自己負担で利用可能にする医療保険制度加入者が4億人を超えたことを背景として、より高額な新薬が投入され、市場が広がると考えられています。また、疾病構造もがんや生活習慣病などが増加してきており、先進国と同様の医療ニーズが高まってきています。

海外大手を中心に中国市場へ参入

　中国では、2001年のWTO加盟以後に規制緩和が進み、関税の引き下げが進んでいます。2015年からは医薬品産業の国際化と質の高い医薬品確保のため、国際基準のGMPに準拠した承認プロセスの整備が進みました。こうした商環境の変化を背景に、日本企業を含めた海外製薬会社の市場参入が進んでいます。

　アストラゼネカやイーライリリーは、早期から中国を国際治験に取り込み、新薬発売を中国からスタートさせるなど、主要市場として位置付けています。こうした積極的な市場開拓により、アストラゼネカの中国市場での売上は、全社売上の20％を超えています。

疾病構造
国民（社会集団）が多くかかる病気の種類や内容を見たもの。

GMP
Good Manufacturing Practiceの略で、医薬品を製造するための要件をまとめたもの。医薬品の治験や申請事務の一元化のため、国際標準化が図られている。日本では、「医薬品及び医薬部外品の製造管理及び品質管理の基準に関する省令」にまとめられている。

▶ 中国市場の拡大と海外製薬会社の参入ターゲット

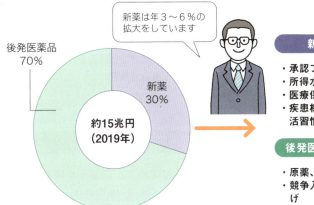

▶ 中国市場の売上比率と大手製薬会社の事業方針

社名	本社	売上比率	主な事業方針
アストラゼネカ	英国	20%	新薬を中国市場に先行投入
メルク	米国	8%	2017年に欧州外最大の製薬研究開発拠点を設置
ファイザー	米国	6%	1980年代から参入。中国のバイオベンチャーと連携
イーライリリー	米国	5%	中国バイオ医薬品会社と医薬品を共同開発
エーザイ	日本	11%	認知症領域で治療薬と併せ、早期診断キットと対応方法の包括パッケージの提案
参天製薬	日本	9%	現地ニーズに合わせた合成抗菌眼科用薬を販売

出典：2020年の各社決算資料より作成。武田薬品工業と参天製薬は2020年3月期

📍 市場開拓が可能な領域は革新的な新薬

　一方で、世界的な製薬会社でも中国市場では苦戦を強いられています。医療機関での共同購入の競争入札では、中国企業から、海外勢の10分の1にも満たない安値で応札があるなど、価格勝負では歯が立たず、シェアを落としています。

　また、新型コロナワクチンの迅速開発でも明らかになったように、中国企業の創薬技術も底上げされています。市場政策の不確実性などもあり、中国市場で成功するのは簡単ではありません。市場開拓では、他の創薬先進国での販売と同様、他社では短期間でキャッチアップできない革新的な新薬が求められています。

Chapter10
04

製薬会社の今後の方向性

グローバル競争に打ち勝つための
国内製薬会社の事業変革

ひとくちに製薬会社といっても、規模や主力領域などは企業によってさまざまです。グローバルな競争が激化している医薬品業界において、それぞれの企業に合った方策が求められています。

メガファーマが台頭する医薬品市場

　米国の調査会社であるIQVIAによると、世界トップ10のメガファーマの2019年の売上高は約43兆円（4,099億ドル）で、世界の医薬品産業の売上高の約4割を占めています。実は、同調査における日本の医薬品市場の販促会社別売上高トップ10では7社が外資系企業であり、国内企業は武田薬品工業、第一三共、大塚HDの3社のみとなっています。

背景にあるのは研究開発資金の不足

　研究開発資金については、世界トップ10の平均9,000億円に対し、日本トップ10は平均1,700億円で、5分の1程度にすぎません。日本企業で唯一、世界トップ10に入る武田薬品工業でも、2019年3月期実績で約4,900億円です。
　医薬品業界において、次なる新薬を生み出す源泉は研究開発投資であり、研究開発投資は売上との相関性が高いといわれています。日本企業には、このように圧倒的な資金力の差があるなか、グローバル競争で打ち勝つための経営戦略が求められています。

事業の「選択と集中」が焦点に

　国内製薬会社の生き残りのためのビジョンとして考えられているのが、「メガファーマ化」と「スペシャリティファーマ化」の2つの方向性です。メガファーマ化は総合的な新薬開発メーカーとして持続していくために、合併や買収を繰り返し、メガファーマに対抗し得る資金力と研究開発体制をとる方策です。
　スペシャリティファーマ化は、得意分野に事業を絞って世界と肩を並べる競争力を持つ企業として存在感を高める方策です。創

222

▶ 日本トップ10と世界トップ10の研究開発資金の格差

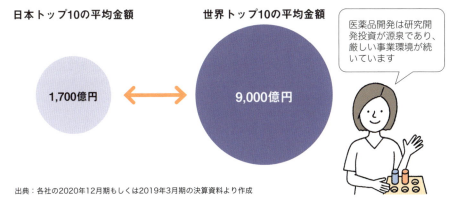

出典：各社の2020年12月期もしくは2019年3月期の決算資料より作成

▶ 日本の製薬会社の将来像

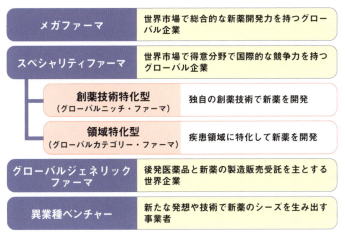

出典：厚生労働省「新医薬品産業ビジョン2007」を改変

薬技術に軸を置く「グローバルニッチ・ファーマ」と、研究領域を絞り、専門性を高める「グローバルカテゴリー・ファーマ」に分類され、目指すべき像とされています。

実際には、今後有望な疾患領域として「がん領域」、創薬技術として「バイオ医薬品」が注目されています。しかし、メガファーマも経営資源を投入しており、得意分野を絞ったからといって成功できるわけではありません。それでも、研究開発型の新薬創出企業として生き残るには、事業の「選択と集中」、他社が追随できない「独創的な創薬アイデア」が求められています。

Chapter10
05

ビッグデータとリアルワールドデータの活用

個別化医療や予防医療の進展

ライフスタイル情報や生体情報など、さまざまな健康情報を網羅的に集めた
ビッグデータの解析技術と基盤整備が進み、個別化医療や予防医療の時代が
到来しつつあります。

データ解析技術の進歩により変わる医療

遺伝子情報の解析により、個人の遺伝的特性に合わせたゲノム
医療が可能になりました。こうしたミクロな解析技術の進歩で個
別化医療が実現されるとともに、個人のライフスタイル情報や生
体情報などのビッグデータを解析することにより、疾患の発症や
悪化の可能性を予測し、早期の治療に結び付ける予防医療の取り
組みも進んでいます。

科学技術の発達により、さまざまなデータを収集し、多様な影
響因子を解析できるようになりました。データドリブン（データ
駆動型）の医療が確立し、医療は「万人に効く治療」から「個人
に合わせた治療セットの提供」へ、さらには「病気になってから
の治療」から「病気になる前の先制介入」へと進んでいます。

健康データを集積してビッグデータを解析へ

日本の医療に関連する最も大きなビッグデータは、国民皆保険
制度のもとで蓄積されている、保険者や医療機関が持つ健診歴、
レセプト、検査データです。こうしたデータは個人のセンシティ
ブ情報であり、従来は利活用ができませんでした。しかし、
2017年の「次世代医療基盤法」（医療ビッグデータ法）により、
匿名化の手続きを踏むことで、医療や健康に関連する先端的な研
究開発や産業創出の促進を目的にデータ利用が可能になりました。

また、疾患特性に応じた情報を集積するため、がんや認知症、
希少疾患などの疾患レジストリ（データベース）が構築され、患
者のさまざまなデータが蓄積されるようになっています。

こうしたデータを解析することで、例えばある医薬品を「使用
した群」と「使用しなかった群」の症状の変化を比較するなど、

ビッグデータを解析
AIやICTなどの技
術の発達により、こ
れまで解析が難しか
った膨大で複雑なデ
ータが解析できるよ
うになっている。医
療はデータの世界で
もあり、検査値や画
像などの多くのデー
タがある。

**データドリブン
（データ駆動型）**
経験や勘ではなく、
さまざまな種類のデ
ータ分析に基づき、
意思や行動を決定す
る方法論のこと。AI
やビッグデータ解析
を用いたツールはこ
の方法論で作成され
ている。

センシティブ情報
個人のプライバシー
や病歴、健康の状態
など、慎重に扱われ
るべき情報のこと。
機微情報ともいう。

次世代医療基盤法
2017年5月に施行
されたが、要件を満
たす匿名加工医療情
報作成事業者が登場
せず、2020年12
月にようやく初の事
業者が認定された。

224

▶ 次世代医療基盤法（医療ビッグデータ法）で解析可能になるデータの例

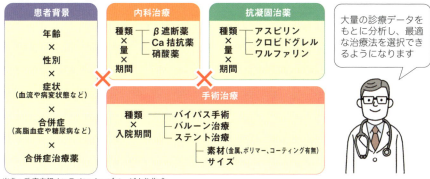

出典：政府広報オンライン ウェブページより作成

▶ ビッグデータによる広い患者群での実際の治療法による副作用の出現状況の違いの把握

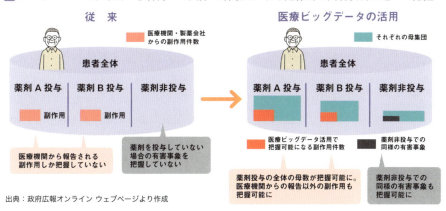

出典：政府広報オンライン ウェブページより作成

リアルワールドデータに基づく治療薬の検討が行われています。さらに希少疾患では、患者レジストリにデータを集積することで、これまで課題であった新たな治療法の研究試験のための被験者集めも進みやすくなります。

📍 ウェアラブルデバイスによる生体情報の集積

　今後はウェアラブルデバイスを用いた患者の日常生活における行動や症状への影響についてのデータ、オミックス情報と呼ばれる遺伝子情報、血中のさまざまな物質のデータなどを集積していくことになります。こうしたデータをAI技術により解析することで、これまでわからなかった疾患の発生のしくみが明らかになり、新たな治療薬開発につながると考えられています。

リアルワールドデータ

患者が日常生活のなかで医薬品などを利用した際の効果や副作用などの情報のこと。使用状況が厳密に管理された治験結果などと対比して使われる。

Chapter10	ヘルステック（健康×IT）の力量
06	# GAFAが医療健康領域に 次々に参入

近年、巨大IT企業が続々と医療健康領域に参入し、10年後の業界地図は様変わりしているかもしれません。GAFAの動向は医療・健康の業界に大きな変革をもたらしそうです。

ウェアラブルデバイスで健康データを収集

大規模調査
アップルウォッチの不整脈検知機能についての調査。3か月間で不整脈が通知された2,167人を医療機関で診療したところ、フォローアップ可能であった450人中153人（34%）に心房細動が検出された（Perez MV, et al. N Engl J Med 2019; 381:1909-1917.）。

2020年1月、iPhoneとアップルウォッチのソフトウェアが更新され、日本でも「不規則な心拍の通知機能」が実装されました。医療機器としての承認を受け、アップルウォッチによる心電図や心拍数の計測プログラムが、在宅時の状況を示す検査値として診療に活用される道がひらかれました。スタンフォード大学の研究チームが実施した大規模調査では、すでに心房細動を検知して医療機関の受診につなげる成果も出てきています。

Fitbit
最大手のウェアラブルデバイスメーカー。ウェアラブルデバイスによる睡眠、運動、バイタル状況などのトラッキングと、アプリによる健康プログラム、アドバイスのサービスを提供している。

グーグルは2019年11月、フィットネストラッカーのFitbitを買収し、2020年8月には健康保険事業への参入を発表しました。さまざまなデバイスから得られる健康データを活用し、データドリブンな保険商品を開発していくことが考えられます。

フェイスブックも2019年10月、予防医療サービス「Preventive Health」を開始しています。フェイスブックの登録データなどから健康診断やワクチン接種などをレコメンドし、提携先の医療機関で受けられるサービスです。

アマゾンは医薬品の流通を変革

PillPack
2013年に米国で設立。対面中心の処方箋薬提供を完全オンライン化し、半自動化した調剤システムにより、患者ごと、服用時間ごとに医薬品をパッケージ化して郵送するしくみ。

アマゾンは2020年11月、「アマゾン薬局」の立ち上げを発表し、米国の処方薬市場へ参入しました。2018年に買収したオンライン薬局のPillPackのサービスを応用したもので、データで処方箋を送付すると、調剤した医薬品を服用時間ごとにパックに小分けにして送付してもらえるサービスです。さらに、次の展開として「アマゾン・ケア」を検討しています。自社従業員向けにオンライン診療と、必要に応じた医者の往診、医薬品の販売・配達などを一体化したサービスの実証実験を始めています。

GAFAの医療健康領域への参入

企業	医療健康領域での展開	特徴と事業の方向性
アップル	ウェアラブルデバイス（アップルウォッチ）と連動し、運動や睡眠などの状態を管理してアドバイスするアプリを提供	・心電図や心拍数の計測プログラムに対応 ・シンガポール政府とパートナーシップを締結し、iPhoneやアップルウォッチによる健康支援策で連携
グーグル	医療情報のAI解析ではすでにトップ企業。大手医薬品各社が契約。フィットネストラッカーのFitbitを買収	・健康保険事業に参入
フェイスブック	予防医療サービスのPreventive Healthを開始	・登録情報や活動履歴から健康情報などをプッシュ通知
アマゾン	PillPackを買収。処方箋薬市場に参入	・オンライン診療から医薬品の販売・配達までの総合医療サービスを検討

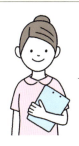

医療健康領域はIT化の進展が遅れているといわれていましたが、医薬品分野はエビデンスベースの世界であり、データの変動から体調の変化や症状の原因を予測する分野でもあります。また、何よりも顧客である患者の利便性追求に乏しい業界であったことも事実でしょう

医療・健康のIT化は医薬品業界にも波及

　アップルウォッチに限らず、体重計や血圧計、スマートフォンによる運動量計測アプリなど、さまざまなモノがインターネットにつながるIoT化が進み、これまで病院に行かなければ医療関係者が測り得なかったデータが蓄積されています。患者が病院や薬局に来ることを前提とした現行の医薬品ビジネスは変わるべき岐路にあるのかもしれません。こと日本に関しては、制度の縛りが厳しく、新事業が生まれにくい構造にありますが、そのなかでもオンライン診療・服薬指導や、医療用アプリに代表されるようなAIやICTなどの技術を活用したビジネスが登場してきています。この10年で医薬品ビジネスは大きく変わりそうです。

Chapter10 07

研究者の挑戦を新薬につなげる取り組み

クラウドファンディングによる医薬品開発

成功率の低い医薬品開発において、研究開発資金の確保が難しい状況のなか、新たな資金調達の手法としてクラウドファンディングが注目され、大学研究者や製薬会社の成功事例も生まれています。

医薬品開発におけるクラウドファンディング

さまざまな分野において関心のある人がプロジェクト実現を支援できる手法として認知されている**クラウドファンディング**ですが、その波は医薬品開発の分野にも及んでいます。

例えば、2014年の学術系クラウドファンディングサイト「academist」において、徳島大学・伊藤孝司教授の「組み換えカイコで**リソソーム病**の薬をつくる」ことをテーマにしたリソソーム病治療薬開発などがあります。これを皮切りに、国内最大級のクラウドファンディングサービス「READYFOR」における北海道大学・髙田礼人教授の「**エボラ出血熱**の安価な飲み薬開発」、関西医科大学・里井壯平教授の「膵臓がんの腹膜転移に対する新たな治療法の臨床試験」などが実施され、==目標額の3倍を超える支援金を達成するなど、医薬品開発における資金調達手法として注目==されています。

基礎研究から創薬段階までの橋渡しに

医薬品開発におけるクラウドファンディングが盛んになってきている背景には、国の科学研究費が実用性の高い領域に絞られるなか、大学や研究所に所属する研究者の==研究開発資金の確保が難しくなっている現状==があります。とくに医薬品開発は候補物質の発見から販売まで、2万分の1ともいわれる成功率の低い分野です。基礎研究で一定の成果が認められても、成功率や採算性が乏しいと判断された新薬候補には資金投資がなかなか得られません。

そこで注目されているのが、研究者の想いとこれまでの研究成果をもとに、広く社会にプロジェクトの意義を訴え、多くの人の賛同を得て資金を集めるクラウドファンディングです。

クラウドファンディング
インターネット上で多くの人にプロジェクトの意義を訴え、賛同した人から資金を集める手法。インターネットによるコミュニケーションや決済などが容易になったことから、多くのクラウドファンディングサイトが誕生している。

リソソーム病
細胞内のリソソームという小器官の遺伝子変異により、必要な酵素が生成されなくなり、さまざまな症状を引き起こす難病の総称。

エボラ出血熱
中央アフリカや西アフリカで散発的に流行するエボラウイルスによる感染症。致死率は50〜90%と非常に高く、有効な治療薬はまだ開発されていない。

▶ クラウドファンディングのしくみ

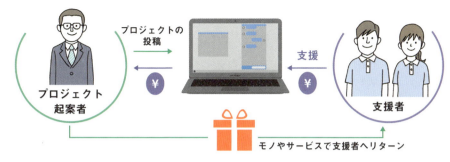

特徴
- 活動の意義や想い、達成目標を明示し、その活動にかかる資金を集める。
- 目標金額が集まらなかった場合は「不成立」、集まった場合はプロジェクトが遂行され、支援者には成果物となる製品やサービス、プロジェクトへの参加権などが提供される。

▶ 医薬品開発の主なクラウドファンディングの事例

プロジェクト	起案者	達成目標	目標金額	支援総額
組み換えカイコでリソソーム病の薬を作りたい！	伊藤孝司 徳島大学 教授	リソソーム病のひとつである「ポンペ病」治療薬のカイコを用いた低コスト大量製造法の研究	100万円	71名 約122万円 （達成率121%）
「血液のがん」の発症メカニズム解明に挑む！	小松則夫 順天堂大学 大学院教授	「血液のがん」骨髄増殖性腫瘍の基礎研究	50万円	77名 約151万円 （達成率302%）
「エボラ出血熱」治療薬開発の一歩へ	高田礼人 北海道大学 教授	エボラ出血熱の「安価な飲み薬」の新薬開発	370万円	1,434名 約1,236万円 （達成率334%）
膵臓癌に対し、個人にあった治療法開発をしたい	木村健二郎 大阪市立大学 講師	膵臓がん患者に対する抗がん剤のオーダーメイド治療法開発	300万円	129名 約693万円 （231%）継続中

出典：各クラウドファンディングサイトより募集案件と結果を抜粋

📍 大手製薬会社とファンドがセットで研究支援

医薬品開発のクラウドファンディングは大手製薬会社も注目する取り組みとなっています。武田薬品工業は、新たな産官学連携の場として、「湘南ヘルスイノベーションパーク」でクラウドファンディングを通じた研究者の資金調達をサポートしています。READYFORと業務提携し、研究開発に挑戦する研究者による起案を支援するとともに、資金調達に成功した場合には研究設備の利用や医薬品開発の支援を受けられる枠組みとしています。

湘南ヘルスイノベーションパーク
2018年に武田薬品工業が研究所を開放して設立した産官学の連携拠点。次世代医療、AI、ベンチャーキャピタル、行政など、幅広い業種が集まり、ライフサイエンス分野での新たなイノベーション創出を目指している。

Chapter10

08

単一病院から地域包括ケア医療へ

変化が求められる
製薬会社のアプローチ

地域包括ケアの時代を迎え、製薬会社は戦略の転換が迫られています。病院単体へのアプローチから地域医療へ、製薬会社各社は新たな販売戦略のアプローチに乗り出しています。

地域包括ケアの推進により面的なアプローチが必要

地域包括ケア
高齢化により高まる医療・介護ニーズに応えるため、地域の医療・介護の連携と、効率的な運営が求められている。自治体ごとに地域医療構想が策定され、医療資源の有効配分のための役割分担と、医療、介護、民間サービスの連携を支える体制づくりが目指されている。

厚生労働省は2025年を目途に、誰もが安心して自分らしい暮らしを、人生の最期まで住み慣れた地域で可能な限り続けることができるよう、医療、介護、介護予防、住まい、日常生活への支援を行い、地域包括ケアシステムの構築を推進しています。高齢化の進展を受け、医療ニーズの高い高齢者の医療や介護を、地域の複数の医療機関や福祉事業者で面的に支える体制をつくることが目的です。地域包括ケアの実現のため、地域ごとの急性期、回復期、慢性期医療、在宅医療の役割分担も進められ、これまでの施設完結型医療から地域完結型医療への転換が進められています。

地域の複数の医療機関や介護事業者が共同して地域医療・ケアを担う法人を立ち上げる地域医療連携推進法人の制度も始まり、医薬品の共同購入も進むことが見込まれています。製薬会社も、これまでのMRによる単体医療機関の訪問を軸にした販売戦略では対応できない時代に入り、戦略の見直しが迫られています。

地域医療連携推進法人
地域の医療法人や社会福祉法人が共同でつくる法人格。地域の医療・介護の連携促進のほか、複数の医療機関による設備、システム、医薬品の共同購入も行う。製薬会社にとっては単一病院へのアプローチでは医薬品採用に結び付かないため、地域をターゲットにしたアプローチが必要になる。

製薬会社も地域医療対応に戦略を転換

こうした動きを受け、製薬会社も販売戦略と営業体制の見直しを図っています。各社とも地域医療の提供体制の構築や健康づくりの促進に貢献することで、地域医療における自社の評価を高めるアプローチを強化しています。

例えば、武田薬品工業は、2016年に地域医療政策の専任担当者として「リージョナル・アクセス・コーディネーター」を設置し、自治体や医師会などとの意見交換により、地域医療の課題とニーズを分析し、自社の貢献策を探るアプローチを始めました。

第一三共は、地域医療や地域包括ケアシステムの推進による医

230

▶ 単一病院へのアプローチから地域医療へのアプローチへ

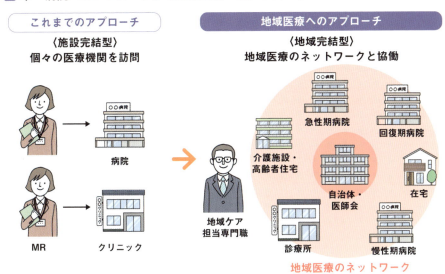

病院、クリニックの医師、薬剤部	対象	地域医療のキーパーソン（自治体や医師会の担当者など）
自社製品の情報	提供情報	地域の医療動向、連携先情報
自社製品のプレゼンス向上	目的	自社製品のプレゼンス向上、自社製品＋周辺サービス

出典：厚生労働省「医療法の一部を改正する法律について（平成27年改正）（地域医療連携推進法人制度の創設・医療法人制度の見直し）」スライド9図表を改変

療環境や顧客ニーズの変化に応えるため、医療連携を推進する専門職「エリアマーケティング プロモーター」を配置し、エリア戦略の立案・推進と、地域医療への貢献策を探っています。

　こうした担当者が中心となり、製薬会社は自治体や医師会などと連携し、地域の医療や健康に関する包括協定を締結しています。製薬会社が全国営業網で収集した、健康医療施策に関連する先進的な取り組みに関する情報、疾患治療や予防に関する情報の提供とともに、地域の主要な医療機関を網羅する営業網を生かした医療・介護など、関係者のネットワークづくりなどの役割を果たすことなどが協定内容とされています。

　こうした自治体との連携を基盤に、地域の医療ニーズに合わせた自社製品の**パッケージ提案**や、地域の疾患予防、診察、治療、ケアに貢献する事業モデルを模索しています。

パッケージ提案
単品の医薬品の提案ではなく、自社の持つ新薬や長期収載品、後発医薬品を疾患ごとに組み合わせ、地域の医療ニーズに合わせて治療成果やコスト面での優位性を説明し、採用してもらう手法のこと。

製薬業から健康支援業へ

Chapter10
09

生き残りをかけた業態変化

医薬品ビジネスを取り巻く事業環境は厳しさを増しています。製薬会社は、これまで医薬品ビジネスで培った知見やノウハウを生かした新しいサービスの創出に乗り出しています。

厳しさを増す医薬品ビジネスの事業環境

　各国の医療費抑制政策による薬価引き下げ、グローバルな競争の激化、医薬品の研究開発費の高騰、ヘルステックによる医療領域の侵食など、医薬品ビジネスの事業環境は厳しさを増しています。世界的なブロックバスターを生み出せれば莫大な収益が見込めることは変わりませんが、各国の医療機関の薬価引き下げの圧力は強く、これまでどおりの高収益事業体を維持することは将来的に難しくなると指摘されています。

製薬会社も医薬品周辺事業へ進出

　こうした環境下で、製薬会社も新たな収益源となる新事業の創出を模索しています。

　例えば、アステラス製薬は、医薬品の枠を超えた事業創出の方針を打ち出し、ヘルスケア領域で、①慢性疾患の重度化予防、②身体・運動機能の補完・代替、③デジタル×ニューロサイエンス、④医薬品が届きにくい患者の課題解決、⑤手術・診断精度向上による患者アウトカム（治療効果）の最大化、⑥感覚機能の補完・代替、に取り組むことを明らかにしています。2018年からはバンダイナムコエンターテインメントと健康のための運動継続を支援するアプリを共同開発し、実証的試験販売を開始しています。

　大日本住友製薬は、2019年からフロンティア事業推進本部を設け、医薬品以外の周辺のヘルスケア事業を立ち上げ、「収益の柱」に育成する方針を掲げています。遠隔医療の基本情報を提供する患者自身が簡易に実施できる採血機器の開発や、損害保険ジャパンなどとの認知症・介護関連のAIを用いたデジタル機器の開発、医療用アプリの開発をスタートさせています。

▶ 治療・管理のノウハウをもとに総合的な健康サポート事業へ

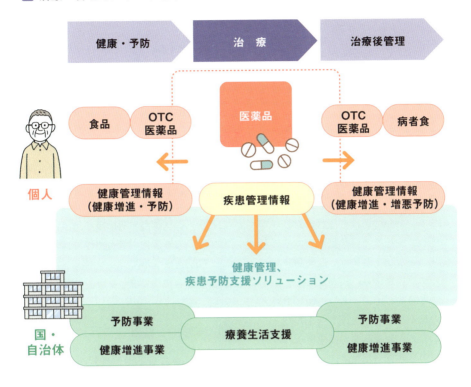

これからの時代の製薬会社のあるべき姿

　地域包括ケアの時代では、製薬会社はより一層、地域医療に貢献することが求められます。一方で、ヘルスケアにおけるプラットフォーム構築を目指す巨大IT企業が競合領域を侵食するなか、今までどおりの医薬品事業では安穏としていられません。これまでの、「医薬品による患者の治療」という主力領域で培った技術やノウハウ、ネットワークを生かした事業拡張が必要となります。患者のライフサイクルの上流にある健康管理や疾患予防、効果的な治療のための服薬管理システム、疾患の不安に対応する相談支援サービス、治療後の生活サポートなど、健康関連のプラットフォーム事業への進化が求められています。

COLUMN 10

薬のカタチにこだわらず
総合的な健康支援を目指す

医療・健康を支援する
総合的な産業への変革

「健康であり続けること」はすべての人が望む、よりよい人生の土台です。いつの時代もそれは変わらず、それを支援する医薬品へのニーズも変わらないでしょう。医薬品業界はその想いを汲み、人々が疾患を抱えてからの「治療」という領域で巨大な産業をつくり上げてきました。これからの医薬品業界に求められるのは、さらに一歩踏み込んだ「より健康に」を支援する総合的な事業ではないかと考えます。

IT企業の事業拡張による
領域侵食の脅威

IT業界の巨人であるGAFAのヘルステック参入に見られるように、ICTの「いつでも」「どこでも」、データ駆動型の「AI技術」「ビッグデータ解析」の強みを生かし、振興企業が健康支援事業に乗り出してきています。それにより、ICT端末から健康関連のデータを抽出し、健康を支援して医療につなぐツールなどが次々と登場しています。さらには、医薬品業界の主戦場である治療の領域においても、これまで医療の介入が難しかった日常生活での治療を促進するツールを生み出しています。これからの医薬品業界のライバルとして、同じ業界内の競合だけではなく、GAFAやヘルステックがより存在感を増していくでしょう。

技術やノウハウを活用して
新たな事業を創出

医薬品業界も「治療を担う医薬品」という領域にとどまっていては、GAFAやヘルステックの新興企業に医療・健康に関するプラットフォームを押さえられかねません。いわゆる「医薬品」の開発や供給にとどまらず、AI技術やICT機器を活用した新たな総合健康支援産業へと変革していく必要があるといえます。

人々を疾患の苦しみから救う数々の治療法を開発してきた技術やノウハウをベースに、医薬品業界が人々の「より健康な生活」を実現する事業を生み出してくれればと願っています。

企業名索引

BIKEN ················ 28
Fitbit ················ 226
KMバイオロジクス ········· 28
LINE ················ 216
MSD ················ 28
READYFOR ··········· 229
Ubie ················ 216
アインHD ············· 169
アステラス製薬 ········· 32,43,50,232
アストラゼネカ ·········· 29,220
アッヴィ ··············· 16,23
アップル ············· 226
アマゾン ············· 226
アルフレッサHD ········· 43,80
アンジェス ············· 40
イーライリリー ·········· 220
ヴィアトリス ············· 23
ウエルシアHD ·········· 168
エーザイ ·········· 33,43,52,202,211
エクセンティア ·········· 211
大塚HD ············· 33,43,46
オーデンテス ············· 51
小野薬品工業 ········· 32,43,46
キュアアップ ··········· 128
協和キリン ············· 43
グーグル ············· 226
クオール ············· 169
グラクソ・スミス・クライン
················ 23,28
ココカラファイン ·········· 169
サノフィ ··············· 23,28
沢井製薬 ············· 42,56
参天製薬 ············· 54,221
サンド ··············· 57
塩野義製薬 ············· 33,43
シャイアー ··········· 15,33,44
ジョンソン＆ジョンソン ········· 23
スギHD ············· 168

スズケン ············· 43,80
第一三共 ·········· 28,33,43,230
大日本住友製薬 ········· 33,43,211,232
武田薬品工業
········ 15,22,28,33,43,44,222,229,230
田辺三菱製薬 ············· 43
中外製薬 ············· 43,48
ツムラ ··············· 54
ツルハHD ············· 169
テバファーマスーティカル ········· 57
東邦HD ············· 43,80
東和薬品 ············· 43,57
日医工 ············· 42,56
日本調剤 ············· 169
ニュージェン・ファーマ ········· 56
ノバルティス ············· 22,186
バイオジェン ············· 52
ビオンテック ············· 26,40
ファイザー
············· 22,26,28,38,40,221
ファルマシア ············· 23,38
フェイスブック ············· 226
藤沢薬品工業 ············· 50
ブリストル・マイヤーズスクイブ
················ 23,32
ペンサ ··············· 57
マイラン ··············· 23,57
マツモトキヨシHD ··········· 169
メディカルシステム ··········· 169
メディパルHD ············· 43,80
メドピア ············· 56
メドレー ············· 216
メルク ············· 23,221
モデルナ ············· 26,40
モンサント ············· 23,38
山之内製薬 ············· 50
ロシュ ············· 22,36,48
ワイス ············· 23,38

用語索引

記号・アルファベット

ADHD ···································· 44
AG薬 ··································· 24
AI ······························· 19,210
CRC ································· 120
CRO ································· 120
DDS ································· 198
DNAワクチン ···················· 27,41
EBM ································· 132
GAFA ······························ 226
ICT ·································· 70
iPS細胞 ··················· 113,204,206
KOL ······························ 72,74
M&A ······························ 22,168
MA ································· 62,74
MR ················· 62,66,68,70,75
mRNA ······························ 40
MS ·································· 82
MSL ······························ 62,74
OTC医薬品 ····················· 42,160
PM ······························ 68,72,75
PMDA ···················· 88,98,116,142
ROL ································· 72
SMO ································· 120

あ行

アプリケーション（アプリ）······· 126
アルツハイマー型認知症 ·········· 52
アルツハイマー病 ············· 52,202
アンメット・メディカル・ニーズ
·································· 18,196
一般用医薬品 ················ 42,138,160
遺伝子 ·························· 194,208
遺伝子治療薬 ······················ 51
医薬品医療機器総合機構 ···· 88,116,142
医薬品医療機器等法 ············· 86,90
医薬品卸業 ·········· 43,60,80,82,86

医薬品市場 ····················· 12,14
医薬品等総括製造販売責任者 ······ 92
医薬品等適正広告基準 ··········· 76
医薬分業 ······················ 60,156
医療機器 ························· 126
医療情報部門 ······················ 62
医療費 ··············· 176,178,180,182
医療ビッグデータ法 ············· 224
医療費抑制政策 ··········· 14,30,180
医療保険 ······················ 176,178
医療薬剤費 ···················· 170,190
医療用アプリ ············· 103,126,128
医療用医薬品 ··············· 42,60,138
ウイルスベクター ··················· 26
売上上位品目 ······················ 18
売上高上位 ························ 22
エビデンス ························ 132
オーソライズド・ジェネリック
································· 24
オーファン・ドラッグ ··········· 196
オンライン診療 ··················· 216
オンライン服薬指導 ········· 148,217

か行

海外売上高比率 ···················· 96
海外販売比率 ······················ 32
改正薬機法 ························ 147
外来患者 ·························· 170
かかりつけ薬剤師 ········ 150,164,188
核酸医薬品 ························ 209
学術情報部門 ······················ 76
化合物ライブラリー ··········· 111,210
眼科薬 ······························ 54
患者レジストリ ···················· 104
漢方薬 ······························ 54
技術料 ···························· 158
希少疾患 ················· 18,102,186
基礎研究 ·················· 64,108,110

236

拮抗作用	142	先駆け審査指定制度	102
機能性表示食品	218	シーズ	13,64,105
給付制限	181	ジェネリック医薬品	
緊急使用許可	28		24,56,122,190
クラウドファンディング	228	試験管内試験	112
グローバルカテゴリー	223	自己負担	176,178
グローバルニッチ	54,223	市場拡大再算定	184
血中濃度	136	市場実勢価格	184
ゲノム	194,208	次世代医療基盤法	224
ゲノム情報	111	次世代シーケンサー	212
ゲノム創薬	195,208	疾病構造	220
現役世代	180	市販後調査	66,94
研究開発費	16	市販薬	138,160
研究開発部門	62,64	社会保障制度	176,179,180
健康食品市場	218	重複処方	166,188
健康ステーション	172	主作用	136
検査薬	212	受託臨床試験機関	120
コ・プロモーション	72	条件付き早期承認制度	102
高額医療・高額介護合算療養費制度		承認審査	65,92,116
	178	商標権	124
高額療養費制度	178	処方監査	140
広告活動監視モニター制度	78	処方箋集中率	162
向精神病薬	190	処方箋の受付回数	162
抗体医薬品	48,200	新医薬品	108
公定薬価	14,184	新型コロナワクチン	26,28,40
公的医療保険	100	新興国市場	12
後発医薬品	14,24,42,56,122,190	人工知能	210
公費負担制度	176	診断	216
国際共同治験	96	診断薬	36,212
国民医療費	176,179,182	新有効成分	109
個別化医療	36,208	診療報酬改定	159,184
コンパニオン診断薬	37	診療報酬点数	128
根本治療薬	52	スイッチOTC医薬品	160
		スクリーニング	110,204,206
さ行		スペシャリティ医薬品	81
剤形	134	スペシャリティファーマ	222
再審査・再評価	95	製造業許可	86
在宅患者訪問薬剤管理指導	146	製造販売業許可	86

製造販売後調査 ･････････････････････ 86
製造販売承認 ･･･････････････････････ 86
製造ロット ･･････････････････････ 119
セルフメディケーション
･･･････････････････････ 82,160,172
センシティブ情報 ･･････････････ 224
先発医薬品 ･･･････････････････････ 42
専門医療機関連携薬局 ･･････････ 150
相加作用 ･･･････････････････････ 142
相互作用 ･･･････････････････････ 142
創薬ベンチャー ･･･････････････ 40,64
損益率 ･･･････････････････････････ 163

た行

体外診断薬 ･･･････････････････ 212
体外診断用医薬品 ･･･････････････ 37
対人業務 ･･･････････････････････ 164
対物業務 ･･･････････････････････ 164
多剤併用 ･･･････････････････ 144,188
地域医療連携推進法人 ･･･････ 31,230
地域医療連携体制 ･･･････････････ 71
地域包括ケア ･･･････････････････ 230
地域連携薬局 ･･･････････････････ 150
治験 ･･･････････････････ 64,108,114
治験コーディネーター ･･････････ 120
治験施設支援機関 ･･･････････････ 120
治験審査委員会 ･･･････････････ 114
中央社会保険医療協議会
･･･････････････････････ 88,100,116
中国市場 ･･･････････････････････ 220
中枢神経疾患 ･･･････････････････ 18
長期収載品 ･･･････････････････ 30,184
超高齢社会 ･･･････････････････ 180
調剤 ･･･････････････････････････ 140
調剤医療費 ･･･････････････････ 156,158
調剤基本料 ･･･････････････････ 158
調剤報酬 ･･･････････････････････ 158
調剤薬局 ･･･････････････ 154,168,170

調剤料 ･･･････････････････････ 158
低分子医薬品 ･･･････････････････ 20
データドリブン（データ駆動型）
･･･････････････････････････ 224
適応 ･･･････････････････････････ 47
デジタルメディスン ･･････････････ 46
デジタル療法 ･･･････････････ 19,128
添付文書 ･･･････ 90,98,136,142
同等性 ･･･････････････････････ 122
投薬期間 ･･･････････････････････ 170
登録販売者 ･･･････････ 138,160,168
毒性試験 ･･･････････････････････ 112
特定保健用食品 ･･･････････････ 218
特許 ･･･････････････････ 17,122,124
ドラッグ・デリバリー・システム
･･･････････････････････････ 198
ドラッグ・ラグ ･･･････････････ 102
ドラッグ・リポジショニング ･･･ 204
ドラッグストア ･･･････ 154,168,170

な行

日本薬局方 ･･･････････････････ 134
ニューロサイエンス ･･･････ 44,232
認知症 ･･･････････････････････ 202
飲み合わせ ･･･････････････････ 142
飲み残し ･･･････････････････････ 188
飲み忘れ ･･･････････････････････ 136

は行

バイオ医薬品 ･･･････････ 20,104,191
バイオ後続品 ･･･････････････ 24,191
バイオシミラー ･･･････ 24,105,191
バイオベンチャー ･･･････････････ 22
パイプライン ･･･････････････ 22,39
パッケージ提案 ･･･････････････ 231
販売情報提供活動ガイドライン
･･･････････････････････････ 78
販売ロイヤリティ ･･･････････････ 32

238

用語索引

比較対照試験 ………………………… 29
光免疫療法 …………………………… 199
ビッグデータ …………… 104,211,224
病者用食品 …………………………… 172
標準的な治療 ………………………… 73
病態モデル動物 ……………………… 112
非臨床試験 …………… 65,108,112
ファイザーモデル …………………… 38
フォーミュラリー …………………… 30
不活性化ワクチン …………………… 26
副作用 ………………………………… 136
服薬アドヒアランス ………………… 164
服薬指導 ………… 141,144,148,164
服薬率 ………………………………… 144
物理化学的性状 ……………………… 110
ブロックバスター ………………… 16,18
プロモーション …………………… 68,74
分子標的薬 ………………………… 36,198
ヘルステック ………………………… 226
保険調剤 ……………………………… 156
保険薬局 …………………………… 60,154

ま行

マイクロRNA ………………………… 212
メガファーマ …………………… 104,222
メディカル・サイエンス・リエゾン
………………………………………… 62,74
免疫 …………………………………… 200
免疫チェックポイント阻害剤
………………………………… 32,46,200
問診アプリ …………………………… 216
門前薬局 …………………… 157,158,162

や行

薬学管理料 …………………………… 158
薬剤師 …………………… 140,143,150
薬剤師の配置義務 …………………… 167
薬剤費 …………………………… 182,188

薬剤料 ………………………………… 158
薬事・食品衛生審議会 ……… 88,116
薬事承認 ……………………………… 126
薬事法 ………………………………… 160
薬物代謝 ……………………………… 144
薬物動態試験 ………………………… 112
薬理学的試験 ………………………… 112
薬歴未記載 …………………………… 166
薬価 ……………… 14,30,80,184,186
薬価改定 …………………… 100,184,187
薬価基準 ……………………………… 100
薬価基準収載 ………………………… 116
薬価収載 …………………………… 89,100
薬機法 ……………………………… 86,90
薬局 …………………………… 154,172
薬局数 ………………………………… 156
要指導医薬品 …………………… 138,160
予防的治療 …………………………… 128

ら行

ライフスタイル・ドラッグ ……… 219
リアルワールドデータ …………… 225
臨床試験 ………………… 64,108,114

わ行

ワクチン ……………………………… 118

著者紹介

松宮 和成（まつみや　かずなり）

医療広告代理店 企画制作部 エディターチーフ。
慶應義塾大学卒。健康・福祉分野の出版社勤務後、高齢福祉
の専門新聞の記者として勤務。2015年より医療広告代理店に
て製薬会社の医師向け・患者向けの医薬品の情報提供資材・情
報誌、疾患情報Webサイト、MR業務支援ツールなどの企画・
制作業務を行う。2018年より現職。医薬と高齢福祉の両分野
の知識とネットワークを生かして製薬会社の地域包括医療・ケ
ア時代のMR活動の新規事業計画立案、マーケティングマニュ
アル作成にも携わっている。

- ■ 装丁　　　　　井上新八
- ■ 本文デザイン　株式会社エディポック
- ■ 本文イラスト　浅羽ピピ／正岡佳／イラストAC
- ■ 担当　　　　　橘浩之
- ■ 編集／DTP　　株式会社エディポック

図解即戦力（ずかいそくせんりょく）

医薬品業界のしくみとビジネスが（いやくひんぎょうかい）これ1冊でしっかりわかる教科書（さつ）（きょうかしょ）

2021年 6 月22日　初版　第1刷発行
2021年12月11日　初版　第2刷発行

著　者	松宮和成（まつみやかずなり）
発行者	片岡　巌
発行所	株式会社技術評論社
	東京都新宿区市谷左内町21-13
	電話　03-3513-6150　販売促進部
	03-3513-6185　書籍編集部
印刷／製本	株式会社加藤文明社

ⓒ2021　松宮和成・株式会社エディポック

定価はカバーに表示してあります。
本書の一部または全部を著作権法の定める範囲を超え、無断で複写、複製、転
載、テープ化、ファイルに落とすことを禁じます。
造本には細心の注意を払っておりますが、万一、乱丁（ページの乱れ）や落丁
（ページの抜け）がございましたら、小社販売促進部までお送りください。送料
小社負担にてお取り替えいたします。

ISBN978-4-297-12158-7 C0036　　　　　　Printed in Japan

◆ お問い合わせについて

- ・ご質問は本書に記載されている内容に関するもののみに限定させていただきます。本書の内容と関係のないご質問には一切お答えできませんので、あらかじめご了承ください。

- ・電話でのご質問は一切受け付けておりませんので、FAXまたは書面にて下記問い合わせ先までお送りください。また、ご質問の際には書名と該当ページ、返信先を明記してくださいますようお願いいたします。

- ・お送りいただいたご質問には、できる限り迅速にお答えできるよう努力いたしておりますが、お答えするまでに時間がかかる場合がございます。また、回答の期日をご指定いただいた場合でも、ご希望にお応えできるとは限りませんので、あらかじめご了承ください。

- ・ご質問の際に記載された個人情報は、ご質問への回答以外の目的には使用しません。また、回答後は速やかに破棄いたします。

◆ お問い合わせ先

〒162-0846
東京都新宿区市谷左内町21-13
株式会社技術評論社　書籍編集部
「図解即戦力
医薬品業界のしくみとビジネスが
これ1冊でしっかりわかる教科書」係
FAX：03-3513-6181
技術評論社ホームページ
https://book.gihyo.jp/116